国家卫生和计划生育委员会"十二五"规划教材
全国高等医药教材建设研究会"十二五"规划教
全国高职高专院校教材

供检验技术专业用

临床检验基础实验指导

第2版

主　编　张纪云　傅琼瑶

副主编　胥文春　张家忠　胡志坚

编　者（以姓氏笔画为序）

石青峰（桂林医学院）　　　　　　　胡志坚（九江学院临床医学院）

刘　怡（重庆医药高等专科学校）　　胥文春（重庆医科大学检验医学院）

严家来（安徽医学高等专科学校）　　徐　倩（沧州医学高等专科学校）

吴　英（楚雄医药高等专科学校）　　龚道元（佛山科学技术学院医学院）

张纪云（山东医学高等专科学校）　　董　立（山东医学高等专科学校）

张家忠（襄阳职业技术学院医学院）　傅琼瑶（海南医学院）

林发全（广西医科大学）

人民卫生出版社

图书在版编目（CIP）数据

临床检验基础实验指导/张纪云,傅琼瑶主编.—2版.
—北京:人民卫生出版社,2015
ISBN 978-7-117-20093-6

Ⅰ.①临…　Ⅱ.①张…②傅…　Ⅲ.①临床医学-
医学检验-高等职业教育-教学参考资料　Ⅳ.①R446.1

中国版本图书馆 CIP 数据核字(2014)第 287324 号

人卫社官网　www.pmph.com	出版物查询,在线购书	
人卫医学网　www.ipmph.com	医学考试辅导,医学数据库服务,医学教育资源,大众健康资讯	

临床检验基础实验指导
第 2 版

主　　编:张纪云　傅琼瑶
出版发行:人民卫生出版社（中继线 010-59780011）
地　　址:北京市朝阳区潘家园南里 19 号
邮　　编:100021
E – mail:pmph @ pmph.com
购书热线:010-59787592　010-59787584　010-65264830
印　　刷:三河市潮河印业有限公司
经　　销:新华书店
开　　本:850×1168　1/16　印张:8
字　　数:220 千字
版　　次:2010 年 7 月第 1 版　　2015 年 1 月第 2 版
　　　　　2024 年 6 月第 2 版第 13 次印刷(总第 19 次印刷)
标准书号:ISBN 978-7-117-20093-6/R·20094
定　　价:20.00 元

打击盗版举报电话:010-59787491　E -mail:WQ @ pmph.com
（凡属印装质量问题请与本社市场营销中心联系退换）

　　《临床检验基础》是高等医药院校医学检验技术专业的必修课和主干课之一,为配套和适应《临床检验基础》(第4版)的实验教学需要,在《临床检验基础实验指导》(第1版)的基础上,编写了该国家卫生和计划生育委员会规划实验教材《临床检验基础实验指导》(第2版)。

　　本实验指导的编写,依据高职高专医学检验技术专业职业导向、能力本位的培养目标,以《临床检验基础》(第4版)理论教材内容为主导思想,参考《全国临床检验操作规程》(第3版)等技术规范,精心选择相关实验项目,使学生在实验课中通过边做边学的实训练习,达到既巩固所学理论知识,又掌握临床检验的基本操作技能,以及提高分析问题、解决问题的能力,也为后续的医学检验技术专业课程的学习打下基础。本书按实验目的、原理、材料、步骤、参考区间、注意事项等分层次进行编写,并继续保持第1版教材简单明了的特点,进一步修改和完善。在内容编排上,与《临床检验基础》(第4版)理论教材一致,分别为血液一般检验、血细胞分析仪检验、血型与输血检验、尿液检验、粪便和分泌物检验、其他体液检验、脱落细胞学及细针吸取细胞学检验7章内容。

　　本教材充分反映了21世纪医学检验发展的现状和趋势,实验项目和内容编写以岗位需求为原则,注重实用性和应用性,加强基本操作技能培养,与临床岗位无缝衔接。同时将新的检验项目、方法和技术引入其中,注重和加强仪器分析的有关实验内容,如血细胞自动分析、尿液自动分析等。对每个实验项目较详细地介绍了操作方法和注意事项,其目的是强调规范操作,保证结果准确性。

　　《临床检验基础实验指导》(第2版)作为医学检验专业《临床检验基础》(第4版)规划教材的配套教材,既可供高等学校医学检验专业师生使用,也可供临床检验医师、进修人员和实习生在临床检验实际工作中参考使用。

　　本版教材是在《临床检验基础实验指导》(第1版)的基础上组织修订、编写,编写过程中得到了佛山科学技术学院医学院龚道元教授的悉心指导,以及编写人员所在单位及个人的大力支持,在此表示衷心感谢。

　　由于编者水平有限,缺点、错误在所难免,敬请专家和读者提出宝贵意见,并致谢意。

张纪云　傅琼瑶

2015年1月

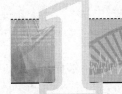

第一章

血液一般检验

实验一　微量吸管及改良牛鲍计数板的使用

一、微量吸管的使用

【实验目的】

掌握微量吸管的使用方法。

【实验原理】

挤压乳胶吸头使微量吸管产生负压而吸取液体。

【实验材料】

1. 器材　微量吸管(一次性微量吸管)、带孔乳胶吸头、试管、消毒干棉球、2ml 吸管。

2. 试剂　生理盐水、95%(V/V)乙醇、乙醚、蒸馏水。

3. 标本　新鲜抗凝血。

【实验步骤】

1. 准备吸管　将带孔乳胶吸头套在微量吸管上,连接处应严密不漏气。

2. 加稀释液　取试管 1 支,加生理盐水 2ml。

3. 吸取血样　右手拇指和中指夹住吸管及乳胶吸头交接处,示指堵住乳胶吸头小孔,三个指头轻微用力,排出适量的气体使管内形成小的负压,将管尖接触抗凝血,拇指和中指慢慢松动,吸取抗凝血到略高于所需刻度后,抬起示指。如使用一次性微量吸管,则将吸管平放,下端(远离刻度端)接触血滴,利用虹吸作用,血液则自动进入吸管,待血液达略高于所需刻度后离开血滴。

4. 拭净余血　用干棉球顺微量吸管口方向拭净吸管外周血液。

5. 调节血量　用干棉球轻微、间断接触吸管口,吸去少量血液,准确调节血量至所需刻度。

6. 释放血液　将微量吸管(如使用一次性微量吸管,则上端套上乳胶吸头)插入含生理盐水的试管底部,慢慢排出吸管内的血液,再吸取上清液冲洗管内余血 2~3 次。

7. 洗涤吸管　依次用蒸馏水洗净,95%乙醇脱水,乙醚干燥。如为一次性微量吸管,可省略该步骤。

【注意事项】

1. 微量吸管　目前临床实验室多采用一次性微量吸管吸取毛细血管血,应对每一批次的微量吸管进行抽样检查,可采用水银称重法或有色溶液比色法进行校正,误差不应超过±1%。

2. 吸取血样

(1) 吸血操作需反复练习,以便能快速、准确吸取血液到所需量。

(2) 吸取血液或清洗微量吸管时,三个手指头不要用力过大,以免使负压过大,将液体吸入乳胶吸头内。

(3) 吸取血液时,吸管管尖始终不能离开血样液面,以免吸入气泡。

(4) 一次吸取血液到所需的量,吸管内不能有空节也不能吸取血液过多,最好不要超过所需刻度 2mm。

3. 拭净余血　释放血液前一定要拭净吸管外余血。

4. 调节血量　不能将棉球长时间接触吸管口,否则会吸去较多血液,使血量不够而需重新吸取。

5. 释放血液　释放血液的动作不能太剧烈,否则会破坏血液成分,或使稀释液混浊而不能利用上清液将管内血液洗净。

二、改良牛鲍计数板的使用

【实验目的】

掌握改良牛鲍(Neubauer)计数板的结构及使用方法。

【实验原理】

将一定倍数稀释的血液或体液混匀后,充入改良牛鲍计数板计数池中,在显微镜下对一定区域中的细胞进行计数,再乘以稀释倍数,即可换算成单位体积血液或体液内的细胞数。

【实验材料】

1. 器材

(1) 改良牛鲍计数板:由优质厚玻璃制成。每块计数板被"H"形凹槽分为 2 个相同的计数池,计数池两侧各有一条盖玻片支持柱,比计数池平面高出 0.10mm。将特制的专用盖玻片覆盖其上,形成高 0.10mm 的计数池(图 1-1)。计数池长、宽各 3.0mm,平均分为 9 个大方格,每个大方格边长为 1.0mm,面积为 $1.0mm^2$,容积为 $0.1mm^3$($0.1\mu l$)。9 个大方格中,中央大方格用双线划分成 25 个中方格,每个中方格又用单线分别划分为 16 个小方格,其中位于正中及四角的五个中方格是红细胞和血小板计数区域;位于四角的四个大方格分别用单线划分为 16 个中方格,是白细胞计数区域(图 1-2)。

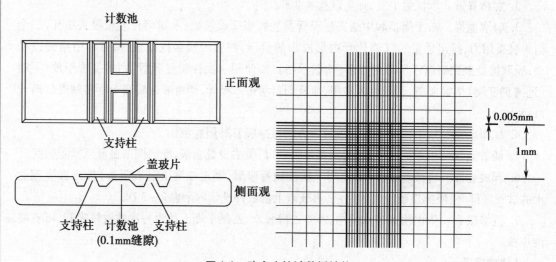

正面观

计数池

支持柱

盖玻片

侧面观

支持柱　计数池　支持柱
(0.1mm缝隙)

0.005mm

1mm

图 1-1　改良牛鲍计数板结构

(2) 改良牛鲍计数板专用盖玻片:又称血盖片,为规格 24mm×20mm×0.6mm 的玻璃盖片。

(3) 其他:光学显微镜、绸布、微量吸管或小玻璃棒、带孔乳胶吸头、刻度吸管、试管。

2. 试剂　红细胞稀释液(见显微镜红细胞计数)。

3. 标本　新鲜抗凝血。

【实验步骤】

以红细胞计数为例。

1. 稀释血液　取试管 1 支,加红细胞稀释液 2ml,再加抗凝血 $10\mu l$,立即混匀,制成红细胞

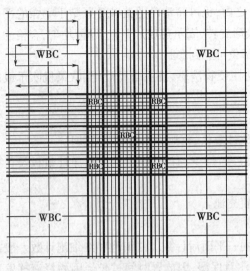

图1-2 血细胞计数区域

悬液。

2. 准备计数板 用绸布拭净改良牛鲍计数板和专用盖玻片,将计数板平置于台(桌)面上,采用"推式"法从计数板下缘向前平推盖玻片,将其盖在计数池上。

3. 充池 混匀红细胞悬液,用微量吸管吸取或小玻璃棒蘸取少量悬液置于盖玻片与计数板交界处,使液体通过虹吸作用充入计数池,充液量以液体恰好充满一侧计数池为宜,不可过多、过少或有气泡,否则重新操作。

4. 静置 充池后,静置2~3分钟待细胞下沉。

5. 显微镜计数 首先在低倍镜下观察整个计数池结构,同时观察细胞分布是否均匀,如严重不均应重新充池。根据计数的血细胞类型选用不同的放大倍数。计数时应遵循一定的顺序逐格进行,以免重复或遗漏。对压线细胞,依照"数上不数下,数左不数右"的原则进行计数(图1-3)。

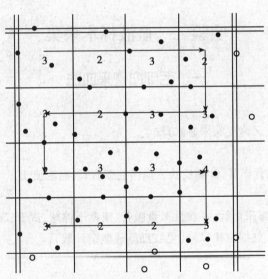

图1-3 血细胞计数原则
按箭头所指方向顺序计数;计数黑点,不计数白点

【注意事项】

1. 器材

(1) 所用器材均应清洁、干燥。操作中勿让手指接触计数板和盖玻片表面,以防污染混入杂质,或因油脂和汗液影响,使充池时产生气泡。

(2) 改良牛鲍计数板、专用盖玻片、微量吸管及刻度吸管的规格应符合要求。①计数板的鉴定:要求计数池的表面光滑、透明,划线清晰,计数池划线面积准确,必要时采用经过严格校正的目镜测微计测量计数池的边长,用微米千分卡尺测量计数池的深度,每个大方格边长的误差应<1%,深度误差应<2%,若不符合上述标准,应弃之不用。在新计数板启用前及使用后每隔1年要鉴定1次,以防不合格或磨损而影响计数结果的准确性。②盖玻片的鉴定:覆盖计数池的盖玻片为专用盖玻片,盖玻片应具有一定的重量,平整、光滑、无裂痕,厚薄均匀一致,可使用卡

尺多点测量(至少9个点),不均匀度在0.002mm之内;也可将洁净的盖玻片紧贴于干燥的平面玻璃上,若能吸附一定时间不脱落,落下时呈弧线形旋转,表示盖玻片平整、厚薄均匀;合格的盖玻片放置在计数池表面后,与支持柱紧密接触的部位可见到彩虹。

(3)计数板使用后,立即用自来水冲洗,切勿用硬物洗刷,洗后自行晾干、吹风机吹干或用95%乙醇等有机溶剂脱水,使其干燥后备用。

2. 充池

(1)充池前必须将待测标本混匀,充池时平放计数板,充池后不能移动盖玻片。

(2)充池应一次完成,充液量适当。如充液过多、过少、有气泡等,均应拭净计数板及盖玻片,重新充池。

(3)计数池中细胞如果严重分布不均,应重新充池。

3. 计数

(1)充液后应静置一定时间,使细胞下沉到同一平面后计数。白细胞和红细胞计数一般需放置2~3分钟;血小板需放置10~15分钟,且需注意保湿,因放置时间过长会因稀释液挥发造成计数结果不准确。

(2)计数时应遵循一定的顺序逐格进行,以免重复或遗漏。对压线细胞,依照"数上不数下,数左不数右"的原则进行计数。

(3)注意细胞与杂质的区别。

实验二　血液标本采集

一、毛细血管采血法

【实验目的】

掌握毛细血管采血(又称皮肤采血)方法。

【实验原理】

手指、脚跟处毛细血管丰富,针刺皮肤后损伤毛细血管,血液流出。

【实验材料】

1. 器材　一次性消毒采血针、一次性微量吸管、消毒干棉球、试管、2ml 吸管。

2. 试剂　75%乙醇、红细胞稀释液(见红细胞显微镜计数)。

3. 标本　末梢血。

【实验步骤】

1. 加红细胞稀释液　取试管1支,加入红细胞稀释液2ml。

2. 按摩采血部位　轻轻按摩待检者左手无名指指尖腹内侧(图1-4),使局部组织充血。

3. 消毒皮肤　用75%乙醇棉球消毒采血部位,充分干燥。

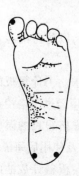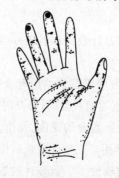

4. 针刺　操作者用左手拇指和示指固定采血部位,右手持一次性采血针,自指尖腹内侧迅速刺入,立即退出采血针。

5. 吸血　先用消毒干棉球拭去混有组织液的第一滴血,再待血液自然流出后,用一次性微量吸管吸血至略高于 $10\mu l$ 刻度,然后用无菌干棉球压住伤口止血。

图1-4　毛细血管采血部位

6. 释放血液　以干棉球擦净微量吸管外部余血,用棉球间断、轻触吸管尖部以吸去多余血液,准确调节血液至 10μl 刻度,然后将微量吸管插入盛有红细胞稀释液的试管底部,慢慢排出吸管内的血液,并用上清液反复冲洗管内余血 2～3 次,立即混匀。

【注意事项】

1. 采血部位　成人以左手无名指为宜,1 岁以下婴幼儿通常用手拇指、足踇趾或足跟部两侧采血。所选择的采血部位皮肤应完整,不能有烧伤、冻疮、发绀、水肿或炎症等。

2. 皮肤消毒　消毒后一定要待乙醇挥发干燥后采血,否则血液会四处扩散而不成滴。

3. 穿刺　进出针要迅速,针刺深度一般以 2～3mm 为宜。

4. 血流不畅　如针刺后血流不畅,可以自针刺部位近心端向指尖稍加压力至血液流出。切勿用力挤压,以免造成组织液混入,影响结果的准确性。

5. 采集血液标本的顺序　进行多个检查项目时,采集血液标本的顺序应依次为血小板计数、红细胞计数、血红蛋白测定、白细胞计数及制备血涂片等。

6. 无菌操作　严格按无菌技术操作,防止采血部位感染;做到一人一针一管,避免交叉感染。

二、静脉采血法

(一) 注射器采血法

【实验目的】

掌握使用普通注射器进行静脉采血的操作方法及注意事项,熟悉无菌操作技术。

【实验原理】

注射器针头刺入浅静脉后,利用向后抽拉针栓时所形成的负压将血液吸入针筒。

【实验材料】

1. 器材　一次性注射器、压脉带、垫枕、消毒棉签、试管。

2. 试剂　30g/L 碘酊和 75% 乙醇,或碘伏。

3. 标本　静脉血。

【实验步骤】

1. 准备试管　仔细核对待检者检验申请单,确定采血量,选择适宜的注射器,准备每个检验项目所需的试管(需抗凝者应加相应抗凝剂)并按一定顺序排列。

2. 标记试管　在每支试管上贴标签,标记好待检者的姓名及编号(与申请单编号相符)等。

3. 清洁双手　采血前,操作者应用肥皂或消毒液清洁双手。

4. 检查注射器　打开一次性注射器包装,取下针头无菌帽,左手持针头下座,右手持针筒,将针头与针筒紧密连接,针头斜面对准针筒刻度,抽拉针栓检查有无阻塞和漏气,排尽注射器内的空气,最后套上针头无菌帽,备用。切记使用前保持针头无菌状态。

5. 选择静脉　待检者取坐位,前臂水平伸直置于桌面垫枕上,掌心向上,充分暴露穿刺部位,通常选择容易固定、明显可见的肘前静脉(图 1-5)。

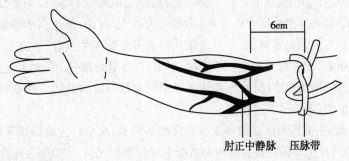

图 1-5　静脉采血部位

6. 消毒皮肤 先用30g/L碘酊棉签自所选静脉穿刺处由内向外、顺时针方向消毒皮肤,待碘酊挥发后,再用75%乙醇棉签由内向外、逆时针方向脱碘,待干。或以碘伏按同样方式消毒,待干。

7. 扎压脉带 在穿刺点上端约6cm处扎紧压脉带,即将压脉带绕手臂一圈打活结,压脉带末端向上(注意勿污染消毒区域),并嘱待检者握紧拳头,使静脉充盈显露。压脉带应能减缓远端静脉血液回流,又不能太紧而压迫动脉血流。

8. 穿刺 取下针头无菌帽,以左手拇指固定静脉穿刺部位下端,右手拇指和中指持注射器针筒,示指固定针头下座,保持针头斜面和针筒刻度向上,沿静脉走向使针头与皮肤成30°角,快速刺入皮肤,然后成5°角向前刺破静脉壁而进入静脉腔。见回血后,确认穿刺入静脉中心位置,并沿静脉走向顺势将针头再推入10~15mm,以免采血时针头滑出;但不可用力深刺,以免穿破静脉造成血肿。

9. 抽血 穿刺成功后,以右手固定注射器,左手松开压脉带,再缓缓抽动注射器针栓至所需血量。

10. 止血 嘱待检者松拳,用消毒干棉签压住穿刺点,拔出针头。嘱待检者继续按压穿刺点5分钟。

11. 放血 取下注射器针头,将血液沿试管壁缓缓注入试管中。含抗凝剂的试管需立即轻轻颠倒混匀数次。

【注意事项】

1. 待检者准备 采血前应向待检者耐心解释,以消除不必要的疑虑和恐惧心理;待检者应尽量保持平静,减少运动。

2. 器材 根据所需血量可选用2ml、5ml、10ml等不同刻度的一次性注射器;一定要了解检查目的,以确定是否需加抗凝剂,如需添加抗凝剂则需要选择合适的抗凝剂种类和抗凝比例,以免干扰检查结果。

3. 操作

(1) 采血前准备:①采血一般取坐位或卧位,因体位影响水分在血管内外的分布,可影响待检者血液成分浓度。②采血前要仔细检查针头是否安装牢固,针筒内是否有空气或水分,所用针头应锐利、光滑、通气,针筒不漏气。

(2) 部位选择:采血部位通常选择肘前静脉。如此处静脉不明显,可采用手背、手腕、腘窝和外踝部静脉,幼儿可采用颈外静脉。对于肥胖者,如静脉暴露不明显,可以左手示指经碘伏消毒后,在采血部位触摸,发现静脉走向后凭手感的方向与深度进行试探性穿刺。

(3) 压脉带捆扎:时间不应超过1分钟,绑扎不宜过紧,否则会造成淤血和血液浓缩而使血液成分的活性和含量发生改变。一般提倡消毒后扎压脉带和见回血后松压脉带,有些单位习惯先扎压脉带后消毒,但一定要保证压脉带捆扎不超过1分钟。

(4) 静脉穿刺:穿刺时不能从静脉侧面进针,针头经过皮肤进入静脉时可感觉到皮肤有一定的阻力,而静脉壁阻力较小,更富有弹性。

(5) 血液抽取:①切记抽血时针栓只能向外抽,不能向静脉内推,以免空气注入形成气栓,造成严重后果。②拉动针栓时用力要柔和,不可用力过大、过快,防止标本溶血,因溶血后的标本其红细胞计数和血细胞比容减低,并且血浆化学成分也会发生变化,因此必须避免溶血。造成溶血的原因有很多,如注射器和容器不干燥、不清洁;压脉带捆扎时间过长,造成淤血;穿刺不顺利,损伤组织过多;抽血速度过快;血液注入容器时未取下针头或用力推出而产生大量气泡;抗凝血用力振荡混匀;离心速度过快等。

(6) 血液释放:血液注入试管前应先取下注射器针头,然后将血液沿试管壁缓缓注入试管中,防止溶血和泡沫产生。需要抗凝时应与抗凝剂轻轻颠倒混匀,切勿用力振荡试管。

4. 意外处理 如遇待检者发生晕针,应立即拔出针头,让其平卧休息片刻,即可恢复。必要时可用拇指压掐或针刺人中、合谷等穴位,或嗅吸芳香酊等药物;若因低血糖诱发眩晕,可立即口服糖水或静脉注射葡萄糖;如有其他情况,应立即请医生处理。

5. 血液采集后处理　血液标本采集后应立即送检。若不能及时送检,可暂时置于4℃冷藏保存并尽快送检,但进行血小板相关检查的标本不宜低温冷藏。

6. 生物安全　按照《临床实验室废物处理原则》(WS/T/249—2005)的方法处理实验后的残余血标本和所用器材,以免污染环境和造成室内感染。①废弃的针具必须丢入硬质、防刺破的容器内。②不要试图用手去改变针具的外形及破坏其与附属物的连接。如果连针的附属物(如注射器)内有20ml以上的液体时,应在处理前排净。③尽量减少对针具的操作。④不要将针型废物直接丢入生物危险袋中,也不要与其他废物混合丢弃。

(二) 真空采血器采血法

【实验目的】

掌握真空采血器静脉采血的原理、方法及注意事项。

【实验原理】

一次性真空采血器是将有胶塞的采血试管预先抽成不同的真空度,利用其负压自动定量采集静脉血液标本。其采用特制的一次性双向采血针系统,一端刺入血管,另一端刺透管盖进入真空采血管,血液即可因真空负压而流入管内。

【实验材料】

1. 器材

(1) 真空采血器:目前有软接式双向采血针系统(头皮静脉双向采血式)和硬接式双向采血针系统(套筒双向采血式)两种,都是一端为穿刺针,另一端为刺塞针(图1-6)。另附未加或加有各种抗凝剂、促凝剂等添加剂的一次性真空采血管,并采用不同的管帽颜色标记便于识别,以用于不同的检查项目。真空采血器应符合生物安全要求。

(2) 压脉带、垫枕、消毒棉签。

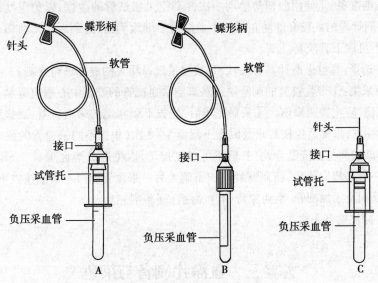

图 1-6　一次性负压采血器模式图
A、B 为软接式;C 为硬接式

2. 试剂　30g/L碘酊、75%乙醇,或碘伏。

3. 标本　静脉血。

【实验步骤】

1. 准备真空采血管　仔细核对待检者检验申请单,准备每个检验项目所需的真空采血管

（可按管帽颜色区分），并按一定顺序排列。

2. 标记试管　在每支试管上贴标签，标记好待检者的姓名及编号（与申请单编号相符）等。

3. 清洁双手　采血前，操作者应用肥皂或消毒液清洁双手。

4. 选择静脉　待检者取坐位，前臂水平伸直置于桌面垫枕上，充分暴露穿刺部位，选择容易固定、明显可见的肘前静脉。

5. 消毒皮肤　先用 30g/L 碘酊棉签自所选静脉穿刺处由内向外、顺时针方向消毒皮肤，待碘酊挥发后，再用 75% 乙醇棉签以同样方式脱碘，待干。或以碘伏按同样方式消毒，待干。

6. 扎压脉带　在穿刺点上端约 6cm 处扎紧压脉带（注意勿污染消毒区域），并嘱待检者握紧拳头，使静脉充盈显露。

7. 采血

（1）软接式双向采血针系统采血：拔除采血穿刺针的护套，以左手固定待检者前臂，右手拇指和示指持穿刺针，沿静脉走向使针头与皮肤成 30° 角，快速刺入皮肤，然后成 5° 角向前刺破静脉壁而进入静脉腔。见回血后将刺塞针端（套有乳胶管）直接刺穿真空采血管盖中央的胶塞中，血液自动流入试管内，如需多管血样，将刺塞端拔出，刺入另一真空采血管即可。达到采血量后，松开压脉带，嘱待检者松拳，拔下刺塞端的采血试管。用消毒干棉签压住穿刺点，立即拔出穿刺针，嘱待检者继续按压针孔 5 分钟。

（2）硬接式双向采血针系统采血：静脉穿刺同上，采血时将真空采血试管拧入硬连接式双向采血针的刺塞针端中，血液就会自动流入采血试管中，达到采血量后，松开压脉带，嘱待检者松拳，拔下采血试管后，再拔出穿刺针头，止血。

8. 混匀　加抗凝剂或促凝剂的标本需立即轻轻颠倒混匀数次。

【注意事项】

1. 医护人员　使用真空采血器前应仔细阅读厂家说明书，严格按照说明书要求操作。

2. 操作

（1）采血前准备：①使用前切勿松动一次性真空采血试管的盖塞，以免空气进入导致采血量不准。②刺塞针端的乳胶套能防止拔除采血试管后继续滴血，达到封闭采血防止污染环境的作用，因此切不可取下乳胶套。

（2）部位选择：真空采血针其针头较粗，故尽量选择粗大的静脉进行穿刺。

（3）血液采集：①带乳胶套的刺塞端须从真空采血试管的胶塞中心垂直穿刺。②采血过程中持针器应把稳，防止针刺损伤。③采血完毕后，先拔下刺塞端的采血试管，后拔穿刺针。④需抗凝或促凝的标本，采集后应按要求及时上下颠倒 5 ~ 8 次（根据不同采血管的要求），使试管内原本充填好的添加剂与血液混合均匀，但不可过度摇动，以免造成溶血现象。⑤如需采集多管血标本，待前一管采集完毕后，将刺塞针端拔出刺入另一采血管即可。一般按以下顺序采血：血培养管、无抗凝剂及添加剂管、凝血象管、有抗凝剂（促凝剂）管。

3. 其他　同注射器采血法。

实验三　血涂片制备与染色

一、血涂片制备

【实验目的】

掌握手工制备血涂片的方法及注意事项。

【实验材料】

1. 器材　一次性采血针、消毒干棉球、推片、载玻片（宽×长为 25mm×75mm，厚度为 0.8 ~

1.2mm)。

2. 试剂 30g/L碘酊、75%乙醇或碘伏。

3. 标本 EDTA-K$_2$抗凝静脉血或末梢血。

【实验步骤】

1. 采血或取血 常规碘伏或碘酊、75%乙醇消毒,采末梢血或吸取EDTA-K$_2$抗凝静脉血1滴,置载玻片上一端约1.5cm处或整片1/3处。

2. 推片 左手拇指、示指和中指持载玻片的两端,右手拇指、示指和中指握住推片的两边,将推片的前端下缘放于血滴的前方,然后从血滴前方向后慢慢移动,接触血滴后左右轻轻摆动,使血液沿推片下缘散开,以30°~45°角,快速、平稳地将推片向前推进至载玻片的另一端(图1-7),则血液在载玻片上形成一厚薄适宜,头、体、尾分明,两端和两侧留有空隙的舌型血膜。各种形状的血涂片见图1-8。

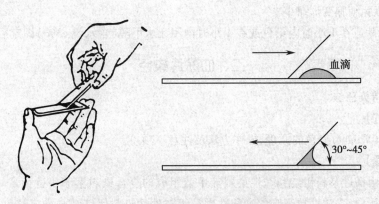

图1-7 血涂片的制备方法示意图

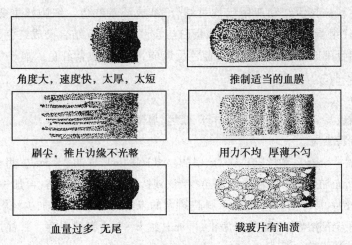

图1-8 各种血涂片形状

3. 干燥 将推好的血涂片自行晾干。

4. 标记 用记号笔在载玻片一端标记待检者编号。

【注意事项】

1. 器材

(1) 载玻片:应清洁、干燥、中性、无尘、无油脂,表面平而光滑。新购置的载玻片常带有游离碱质,必须用约1mol/L HCl浸泡24小时后,再用清水冲洗,干燥后备用。用过的载玻片可放入含适量肥皂或其他洗涤剂的清水中煮沸20分钟,洗净,再用清水反复冲洗,干燥备用。

(2) 推片:略窄于载玻片,与血液接触的边缘要光滑、整齐,推片使用后要及时把血液擦干净。

2. 标本

（1）使用末梢血，需立即涂片。

（2）使用 EDTA-K$_2$ 抗凝血液标本时，应充分混匀后再涂片。抗凝血标本应在采集后 4 小时内制备血涂片，时间过长可引起中性粒细胞和单核细胞的形态改变。制片前标本不宜冷藏。

3. 血涂片制备　血涂片制作的好坏受血滴大小、推片角度、推片速度等影响。一般血滴大、血黏度高、推片角度大、速度快则血膜厚，反之则血膜薄。针对不同的待检者应有的放矢，对血细胞比容高、血黏度高的待检者应采用小血滴、小角度、慢推；而对贫血患者则采用大血滴、大角度、快推。

4. 血涂片处理

（1）推好的血涂片可在空气中晃动，使其尽快干燥。天气寒冷或潮湿时，应于 37℃ 恒温箱中保温促干，以免细胞变形缩小。

（2）血涂片应在 1 小时内染色或在 1 小时内用无水甲醇（含水量<3%）固定后染色。

二、血涂片染色

（一）瑞特染色法

【实验目的】

掌握瑞特（Wright）染色的原理、操作方法及注意事项。

【实验原理】

瑞特染液由酸性染料伊红和碱性染料亚甲蓝组成的复合染料溶于甲醇而成。细胞中的碱性物质如血红蛋白、嗜酸性粒细胞的嗜酸性颗粒等与酸性染料伊红结合染成红色，细胞中的酸性物质如淋巴细胞胞质、嗜碱性粒细胞的嗜碱性颗粒等与碱性染料亚甲蓝结合染成蓝色，中性粒细胞的中性颗粒与伊红和亚甲蓝均可结合，染成淡紫红色。细胞核主要由弱酸性 DNA 和强碱性核蛋白（组蛋白等）组成，碱性核蛋白与酸性染料伊红结合染成红色，酸性 DNA 与碱性染料亚甲蓝结合染成蓝色，因酸性弱，蓝色反应弱，故被染成紫红色。血小板颗粒也染成紫红色。

【实验材料】

1. 器材　载玻片、推片、染色架、吸耳球、蜡笔、显微镜。

2. 试剂　瑞特染液。

（1）Ⅰ液（瑞特染液）：瑞特染料 0.1g、甲醇（AR）60.0ml、甘油 2～3ml。将全部染料放入清洁干燥的乳钵中，先加少量甲醇慢慢研磨至少半小时，使染料充分溶解，再加一些甲醇混匀，然后将溶解的部分倒入洁净的棕色瓶内，乳钵内剩余的未溶解的染料，再加少许甲醇细研，如此多次研磨，直至染料全部溶解、甲醇用完为止，再加甘油 2～3ml 密封保存。甘油可防止甲醇过早挥发，同时也可使细胞着色清晰。

（2）Ⅱ液（pH 6.4～6.8 磷酸盐缓冲液）：磷酸二氢钾（KH$_2$PO$_4$）0.3g、磷酸氢二钠（Na$_2$HPO$_4$）0.2g，蒸馏水加至 1000ml，用磷酸盐溶液调整 pH。

【实验步骤】

1. 加Ⅰ液　制备好的血涂片充分干燥后，用蜡笔在血膜两端画线，以防染色时染液外溢。然后将血涂片平放于染色架上，滴加Ⅰ液 3～5 滴，以覆盖整个血膜为度，静置 0.5～1 分钟。

2. 加Ⅱ液　滴加约与Ⅰ液等量的Ⅱ液，轻轻摇动血涂片或用吸耳球对准血涂片吹气，使Ⅰ液和Ⅱ液充分混合并完全覆盖血膜，室温下染色 5～10 分钟。

3. 冲洗　平持血涂片，用流水缓缓冲去染液，直至冲洗干净。

4. 干燥　直立血涂片使其自然干燥。

5. 观察结果　将染色后干燥的血涂片置于显微镜下观察。用低倍镜观察血涂片体、尾交界处血细胞平铺的部分。在显微镜下,成熟红细胞染成粉红色;血小板染成紫色;中性粒细胞胞质染成粉红色,含紫红色颗粒;嗜酸性粒细胞含粗大的橘红色颗粒;嗜碱性粒细胞胞质含有深紫黑色颗粒;单核细胞胞质染成灰蓝色;淋巴细胞胞质染成淡蓝色。

【注意事项】

1. 瑞特染液质量　新配制的染色液效果较差,放置时间越长则亚甲蓝转变为天青越多,染色效果越好。可用染料成熟指标 RA(A_{650nm}/A_{525nm})判断染料成熟与否。A_{650nm}是亚甲蓝和天青的特异吸收峰波长,A_{525nm}是伊红的特异吸收峰波长。具体方法是取染液 $25\mu l$,稀释于 10ml 甲醇中,以甲醇为空白调零,分别读取 650nm 和 525nm 处的吸光度。染料成熟指标 RA 以(1.3 ± 0.1)为宜。染液应储存在棕色瓶中密封保存,以免甲醇挥发或氧化成甲酸。

2. pH 影响　细胞染色对氢离子浓度十分敏感,因此载玻片必须清洁、中性,配制瑞特染液必须用优质甲醇(AR),稀释染液必须用 pH 6.4 ~ 6.8 的缓冲液。染色偏酸,则红细胞和嗜酸性粒细胞颗粒着色偏红,白细胞核着浅蓝色或不着色;染色偏碱,则所有红细胞染成灰蓝色,白细胞颗粒深暗,嗜酸性颗粒可染成暗褐色,甚至紫黑色或蓝色,中性颗粒染成紫黑色。遇此种情况应更换缓冲液。

3. 染色时间　染色时间与染液浓度、实验室温度、涂片中有核细胞多少有关。染液浓度低、室温低、有核细胞多,可适当延长染色时间;反之,可缩短染色时间。冲洗前可先在低倍镜下观察有核细胞是否染色清楚,核质是否分明。更换新染料时必须试染,以确定最佳染色条件。

4. 染料冲洗　冲洗时切不可先倒掉染液再冲洗,否则染料颗粒沉积明显。冲洗时水流速不能太快,以免导致血膜脱落。

5. 血膜处理　未完全干燥的血膜不能立即染色,否则染色时血膜易脱落。血涂片应在 1 小时内染色。

（二）瑞-吉复合染色法

【实验目的】

掌握瑞-吉(Wright-Giemsa)复合染色的方法。

【实验原理】

瑞-吉染液是瑞特染料和吉姆萨染料组成的复合染料溶于甲醇而成。吉姆萨染料提高了噻嗪类染料亚甲蓝的质量,加强了天青的作用,对细胞核染色效果更好。

【实验材料】

1. 器材　载玻片、推片、染色架、吸耳球、显微镜。

2. 试剂　瑞-吉复合染液。

（1）Ⅰ液:瑞特染料 1.0g、吉姆萨染料 0.3g、甲醇(AR)500ml,甘油 10ml。将瑞特染料和吉姆萨染料置洁净研钵中,加少量甲醇(AR)研磨片刻,吸出上液,再加少量甲醇,继续研磨,再吸出上液,如此连续几次共用甲醇 500ml,再加 10ml 甘油。收集于棕色玻璃瓶中,每天早晚各振摇 3 分钟,共 5 天,再存放 1 周,将染液过滤后即可使用。

（2）Ⅱ液（pH 6.4 ~ 6.8 磷酸盐缓冲液）:磷酸二氢钾(KH_2PO_4)6.64g、磷酸氢二钠(Na_2HPO_4)2.56g,加少量蒸馏水溶解后,再加水至 1000ml,用磷酸盐溶液调整 pH。

【实验步骤】

同瑞特染色法,染色时将瑞-吉复合染色法的Ⅰ液和Ⅱ液替代瑞特染色法的Ⅰ液和Ⅱ液。

【注意事项】

同瑞特染色。

实验四 白细胞计数

【实验目的】

掌握显微镜法白细胞计数的原理、操作方法及注意事项。

【实验原理】

血液经白细胞稀释液稀释一定的倍数,同时破坏成熟红细胞。将稀释的血液充入改良牛鲍计数板的计数池中,在显微镜下计数一定区域内的白细胞数,经换算即可求出每升血液中的白细胞数量。

【实验材料】

1. 器材 小试管、0.5ml 吸管、吸耳球、微量吸管、带孔乳胶吸头、玻璃棒、改良牛鲍计数板、显微镜。

2. 试剂 白细胞稀释液:2% 乙酸溶液中加入 10g/L 结晶紫(或亚甲蓝)3 滴。

3. 标本 EDTA-K$_2$ 抗凝静脉血或末梢血。

【实验步骤】

1. 加稀释液 用吸管吸取白细胞稀释液 0.38ml 于小试管中。

2. 采血及稀释 用微量吸管吸取抗凝血或末梢血 20μl,擦去管尖外部余血。将吸管插入小试管中白细胞稀释液的底部,轻轻放出血液,并吸取上层白细胞稀释液清洗吸管 2~3 次。

3. 混匀 将试管中的血液与稀释液混匀,待细胞悬液完全变为棕褐色。

4. 充池 再次将小试管中的细胞悬液混匀。用微量吸管吸取细胞悬液适量或玻璃棒蘸取细胞悬液 1 滴,充入改良牛鲍计数板的计数池中。

5. 计数 室温下静置 2~3 分钟,待白细胞完全下沉后再进行白细胞计数。在低倍镜下计数四角 4 个大方格内的白细胞总数。

6. 计算

$$白细胞/L = \frac{N}{4} \times 10 \times 20 \times 10^6 = \frac{N}{20} \times 10^9$$

式中:N:表示 4 个大方格内计数的白细胞总数;÷4:每个大方格的白细胞平均数量;×10:将 1 个大方格白细胞数换算成 1μl 血液内白细胞数;×20:血液稀释倍数;×10^6:由 1μl 换算成 1L。

7. 报告方式 X.X×10^9/L。

【参考区间】

1. 中华人民共和国卫生行业标准(WS/T405—2012) 成人:(3.5~9.5)×10^9/L。

2. 传统标准 成人:(4~10)×10^9/L;儿童:(5~12)×10^9/L;6 个月~2 岁:(11~12)×10^9/L;新生儿:(15~20)×10^9/L。

【注意事项】

1. 器材 所用器材必须洁净、无尘、干燥,以免因灰尘或真菌等影响计数;改良牛鲍计数板等需定期校正,否则影响计数结果的准确性。

2. 稀释液及稀释倍数

(1) 稀释液应新鲜、过滤后使用,不能有尘埃或真菌,以免误认为细胞。

(2) 稀释液、血量需加样准确,管外余血需擦拭干净,血液加入稀释液后吸管内壁需清洗并吹打干净,否则将影响稀释倍数。

(3) 白细胞数量过多时,可加大稀释倍数;反之,可减少稀释倍数或扩大计数区域。

3. 标本采集

(1) 抗凝血:标本中不能有血凝块。

（2）毛细血管采血:采血部位不得有冻疮、水肿、发绀、炎症。采血顺利,不得过度挤压,以免血液被混入过多的组织液;采血时不能动作太慢,以免血液在加入稀释液之前即发生凝固。

（3）加血后立即混匀,否则血液易发生凝固。

4. 充池

（1）待细胞悬液完全变为棕褐色,即红细胞破坏完全后,才能进行充池。

（2）充池前必须充分混匀细胞悬液,但不能过分振荡而破坏白细胞。充池要一次完成,不能产生外溢、气泡或充池不足的现象。

5. 计数

（1）显微镜检查时光线应适宜,注意低倍镜下正确辨认白细胞。

（2）计数池内细胞分布应均匀,一般情况下各大方格间的细胞数相差不超过10%。若相差太大,应重新充池。

6. 有核红细胞影响　白细胞稀释液不能破坏有核红细胞,因此,如果白细胞分类时发现有核红细胞,需要从白细胞计数结果中扣除。此时应计算白细胞校正值(公式中的有核红细胞是指分类100个白细胞时所遇见的有核红细胞数)。

$$白细胞校正值/L=\frac{100}{100+有核红细胞}\times 校正前白细胞数$$

实验五　白细胞分类计数

【实验目的】

掌握显微镜白细胞分类计数的方法及各种白细胞的正常形态。

【实验原理】

将血液制成血涂片,瑞特染色后,根据各类细胞的形态特点区别白细胞并分别进行计数。通常分类100个白细胞,计算得出各种白细胞所占的百分率;根据白细胞总数,也可计算出各种白细胞的绝对值。

【实验材料】

1. 器材　末梢血采血器材、载玻片、显微镜、白细胞分类计数器、镜油、清洁液、拭镜纸等。

2. 试剂　瑞特染液、磷酸盐缓冲液(pH 6.4～6.8)。

3. 标本　末梢血、抗凝静脉血或已制备好的血涂片。

【实验步骤】

1. 标本采集　采集末梢血或静脉采血。

2. 制备血涂片　见血涂片制备与染色实验。

3. 血涂片染色　见血涂片制备与染色实验。

4. 显微镜检查

（1）低倍镜观察:低倍镜下观察全片,包括白细胞的分布和染色情况。

（2）油镜观察:选择血涂片体、尾交界处细胞分布均匀、着色良好的区域,滴加镜油1滴,按一定的顺序对所见到的白细胞逐个进行分类,并用白细胞分类计数器作好记录,共计数100个白细胞。

5. 计算　计算出各类白细胞所占的百分率,根据白细胞总数计算各种白细胞的绝对值。

6. 报告方式　各类白细胞以百分率(%)或(和)绝对值报告。

【参考区间】

见表1-1。

表 1-1　白细胞分类计数参考区间(成人)

| 白 细 胞 | 中华人民共和国卫生行业标准(WS/T405—2012) | | 传统标准 |
	百分率(%)	绝对值(×10⁹/L)	百分率(%)
中性杆状核粒细胞			1~5
中性分叶核粒细胞	50~70	1.8~6.3	50~70
嗜酸性粒细胞	0.5~5	0.02~0.52	0.5~5
嗜碱性粒细胞	0~1	0~0.06	0~1
淋巴细胞	20~40	1.1~3.2	20~40
单核细胞	3~8	0.1~0.6	3~8

【注意事项】

1. 器材　载玻片必须清洁、干燥、无尘、无油脂、表面无划痕。

2. 标本　血涂片制备尽可能制作 2 张以上,选择一张制备良好的血涂片进行染色,其他作为备用。

3. 操作

(1) 计数区域:由于各种白细胞体积大小不等,体积较小的淋巴细胞在血涂片的头、体部分较多,而尾部和两侧以中性粒细胞与单核细胞较多,因此分类最佳区域为体、尾交界处。

(2) 分类方法:分类时要按一定方向和顺序,连续地以"城垛式"方式进行,既不重复亦不遗漏,避免主观选择视野。

(3) 细胞辨认:区别原则主要有细胞胞体的大小和形态,胞核的大小、形态以及染色质的粗细,胞质内颗粒的有无、大小、染色和形态等。

(4) 计数原则:白细胞总数在(3.0~15.0)×10⁹/L 者,分类计数 100 个细胞;总数>15.0×10⁹/L 时,应计数 200 个白细胞;而总数<3.0×10⁹/L 时,则应选用 2 张血涂片计数 50~100 个白细胞。

4. 其他　分类中如见血涂片上有有核红细胞,应逐个计数但不计入 100 个白细胞内,以分类 100 个白细胞过程中见到的有核红细胞个数来报告,并应注明其所属阶段。还应注意观察成熟红细胞和血小板的形态、染色及其分布情况,注意有无寄生虫(如疟原虫)及其他异常所见。

实验六　白细胞形态检查

【实验目的】

掌握病理情况下白细胞的形态学改变。

【实验原理】

用普通光学显微镜直接观察经瑞特染色后血涂片上的白细胞,从细胞大小、细胞核、细胞质等多方面观察细胞。

【实验材料】

1. 器材　显微镜、镜油、拭镜纸、清洁液等。

2. 标本　经瑞特染色后的血涂片。

【实验步骤】

1. 低倍镜观察　低倍镜观察全片,对细胞分布、数量、染色情况作初步估计。

2. 油镜观察　滴加镜油 1 滴,在油镜下对白细胞从细胞大小、细胞核、细胞质等多方面做认真仔细观察。辨认正常白细胞形态及异常白细胞形态改变的类型。

3. 计算毒性指数 观察100或200个中性粒细胞,记录有病理变化的中性粒细胞数量,计算毒性指数。

$$毒性指数 = \frac{有中毒颗粒的中性粒细胞数}{计数的中性粒细胞数}$$

4. 报告方式 直接报告白细胞的形态变化及异常白细胞形态改变的类型。

【注意事项】

1. 标本 血涂片的制备和染色应良好,否则会影响对白细胞的辨认。

2. 操作

(1) 显微镜检查:按一定的方向和顺序对所见到的白细胞逐个进行辨认。

(2) 含中毒颗粒的中性粒细胞应与嗜碱性粒细胞区别:中性粒细胞的中毒颗粒均在胞质中;而嗜碱性粒细胞的颗粒着色更深,较大且不均匀,可同时出现于细胞质和细胞核上。

3. 其他 在血涂片染色偏碱或染色时间过长时,可将中性颗粒误认为中毒颗粒,应注意全片各种细胞的染色情况。

实验七 嗜酸性粒细胞直接计数

【实验目的】

熟悉显微镜法嗜酸性粒细胞直接计数的原理、操作方法及注意事项。

【实验原理】

用嗜酸性粒细胞稀释液将血液稀释一定倍数,使大部分的红细胞和其他白细胞破坏,并使嗜酸性粒细胞着色。将稀释的细胞悬液充入改良牛鲍计数板的计数池中,计数一定区域内的嗜酸性粒细胞数,经过换算得出每升血液中嗜酸性粒细胞的绝对值。

【实验材料】

1. 器材 小试管、0.5ml 吸管、吸耳球、微量吸管、带孔乳胶吸头、玻璃棒、改良牛鲍计数板、显微镜。

2. 试剂

(1) Hinkelmann 稀释液:伊红 0.2g、95% 苯酚 0.5ml、40% 甲醛 0.5ml,蒸馏水加至100ml。

(2) 丙二醇-石南红稀释液:丙二醇 50ml、10g/L 石南红 B 水溶液 10ml、100g/L 碳酸钠水溶液 1.0ml,蒸馏水 50ml。混匀,过滤后室温中保存,可用1个月。

(3) 伊红-丙酮稀释液:20g/L 伊红水溶液 5ml、丙酮 5ml、蒸馏水 90ml。该配方新鲜配制效果好,最好每周配制1次。

3. 标本 EDTA-K$_2$ 抗凝静脉血或末梢血。

【实验步骤】

1. 加稀释液 吸取嗜酸性粒细胞稀释液 0.38ml 于小试管中。

2. 采血及稀释 用微量吸管取血 20μl,擦去管尖外部余血,将吸管插入小试管稀释液的底部,轻轻放出血液,并吸取上层稀释液清洗吸管 2～3 次。

3. 混匀 将试管中的血液与稀释液混匀。

4. 充池 待细胞悬液变为透明,即红细胞溶解,再次将小试管中的细胞悬液混匀。用微量吸管吸取细胞悬液适量或用玻璃棒蘸取细胞悬液 1 滴,注入改良牛鲍计数板的 2 个计数池中,室温静置 3～5 分钟。

5. 计数 低倍镜下计数 2 个计数池共计 10 个大方格内的嗜酸性粒细胞。

6. 计算

$$嗜酸性粒细胞/L = \frac{N}{10} \times 10 \times 20 \times 10^6 = 0.02N \times 10^9$$

式中:N:10个大方格内计数的嗜酸性粒细胞总数;÷10:每个大方格内细胞平均数量;×10:将1个大方格细胞数换算成1μl血液内细胞数;×20:血液稀释倍数;×10^6:由1μl换算成1L。

7. 报告方式　X. XX×10^9/L。

【参考区间】

1. 中华人民共和国卫生行业标准(WS/T405—2012)　(0.02 ~ 0.52)×10^9/L。

2. 传统标准　(0.05 ~ 0.50)×10^9/L。

【注意事项】

1. 待检者　固定标本采集时间,以免受日间生理变化的影响。

2. 试剂　嗜酸性粒细胞直接计数的稀释液种类很多,虽配方不同,但作用大同小异。分为保护嗜酸性粒细胞而破坏其他细胞的物质(如乙醇、丙酮、乙二醇)和着染嗜酸性粒细胞的物质(如溴甲酚紫、伊红、石南红),可根据本实验室的条件选择稀释液种类。

3. 操作

(1) 血液加入稀释液后应立即混匀,否则易致血液凝固和细胞聚集。

(2) 嗜酸性粒细胞易于破碎,故振荡不宜太猛烈。若用甘油、丙二醇之类的稀释液,因较黏稠不易混匀,需适当延长混匀时间。

(3) 计数应在60分钟内完成,因时间太长,嗜酸性粒细胞会被逐渐溶解,造成结果偏低。

(4) 注意与残留中性粒细胞的区别。中性粒细胞一般不着色或着色较浅,细胞质中颗粒较小。

4. 结果　直接计数结果比白细胞总数与分类计数所得的嗜酸性粒细胞绝对值准确。

实验八　红斑狼疮细胞检查

【实验目的】

熟悉红斑狼疮细胞检查的原理、操作方法及注意事项。

【实验原理】

红斑狼疮因子为一种抗核蛋白IgG抗体,在体外适当的温度和补体存在的条件下,可作用于受累或退变的细胞核(一般为中性粒细胞或淋巴细胞),使DNA解聚,失去原有结构,变成肿胀的"游离均匀体",该均匀体可被中性粒细胞(也可为单核细胞)吞噬,形成红斑狼疮细胞(LE细胞)。

【实验材料】

1. 器材　显微镜、温育箱、离心机、载玻片、推片。

2. 试剂　瑞-吉复合染液。

3. 标本　新鲜静脉血或已染色血涂片(含LE细胞)。

【实验步骤】

1. 采血　抽取待检者血液3 ~ 5ml,注于试管内,于室温待其凝固。

2. 搅碎血凝块　用竹签将凝块搅碎,并将残余凝块除去。

3. 离心　以1000r/min离心5分钟,使白细胞聚集在同一层面,以利于LE细胞形成。

4. 孵育　置37℃温箱内温育2小时。

5. 离心　取出白细胞层及其上下各少许,置红细胞比积管内,以2000r/min离心10分钟。

6. 制备涂片　吸去上层液,轻轻吸取白细胞层,制成薄片3 ~ 4张。

7. 染色　以瑞-吉复合染液染色。

8. 显微镜检查　先用低倍镜观察涂片制备、染色和细胞分布情况;再用油镜查找 LE 细胞。

9. 结果判断　①游离均匀体:淡红色云雾状均匀体,游离于血片中。②花形细胞簇:均匀体周围吸引了若干个完整的中性粒细胞,形成花簇状。③LE 细胞:中性粒细胞内吞噬一个或数个均匀体,而细胞本身的核被挤在一边但保持着正常的染色质结构。均匀体偶有分两叶,但边缘光滑清楚,也可见一个细胞吞噬两个均匀体或两个细胞共吞噬一个均匀体现象。

10. 报告方式　"查到 LE 细胞"或"未查到 LE 细胞"。

【注意事项】

1. 标本　采血后应立即检查,不能放置过久,否则游离均匀体或 LE 细胞退化。采血量不能过少。

2. 操作

（1）离心:离心速度和时间适宜。

（2）孵育:孵育温度、时间适当,一般37℃温育2小时。时间过短,LE 细胞形成不佳;时间过长,LE 细胞退化、溶解或消失,使识别困难,影响检出。

（3）显微镜检查:为提高阳性检出率,应多检查几张涂片,特别注意涂片尾部和边缘,最好先用低倍镜或高倍镜查找,再用油镜鉴定。注意与果馅细胞鉴别,果馅细胞多为中性粒细胞或单核细胞吞噬衰老退变的细胞核而形成,被吞噬的细胞核仍保持染色质结构,染色较深(紫黑色),无均匀感,无明显肿胀。吞噬细胞本身核被排挤现象不明显,胞质较丰富。病情严重者,用血液、骨髓、胸腹水直接涂片,也可找到 LE 细胞。

3. 结果报告　如仅见到游离均匀体或花形细胞簇,不能作为找到 LE 细胞的依据,须反复多次检查,找到典型的 LE 细胞才能报告阳性。

（胥文春）

实验九　红细胞计数

【实验目的】

掌握显微镜红细胞计数(RBC)的原理、操作方法和注意事项。

【实验原理】

用等渗稀释液将血液稀释一定倍数并充入计数池,在显微镜下计数一定容积内的红细胞数量,经换算求出每升血液中红细胞的数量。

【实验材料】

1. 器材　试管、试管架、2ml 吸管、吸耳球、微量吸管、乳胶吸头、显微镜、改良牛鲍计数板、盖玻片、玻璃棒、干脱脂棉、绸布等。

2. 试剂　常用的红细胞稀释液主要有以下3种。

（1）红细胞稀释液Ⅰ(Hayem 液):氯化钠 1.0g,结晶硫酸钠 5.0g(或无水硫酸钠 2.5g),氯化汞 0.5g,蒸馏水加至 200ml。溶解后加20g/L 伊红溶液 1 滴,过滤后备用。

（2）红细胞稀释液Ⅱ(枸橼酸甲醛盐水稀释液):枸橼酸钠 1.0g,36% 甲醛 1.0ml,氯化钠 0.6g,加蒸馏水至 100ml,混匀,过滤后备用。

（3）红细胞稀释液Ⅲ:新鲜生理盐水或加1% 甲醛的生理盐水。

3. 标本　EDTA-K_2 抗凝静脉血或末梢血。

【实验步骤】

1. 加稀释液　取小试管1支,加入红细胞稀释液 2.0ml。

2. 采血与加血　用清洁、干燥的微量吸管取末梢血或抗凝血10μl,擦去管尖外余血,轻轻加至红细胞稀释液底部,再轻吸上层清液清洗吸管2~3次,洗净管腔内残留血液,立即混匀。

3. 充池 用微量吸管或玻璃棒将混匀的红细胞悬液充入计数池,室温下平放静置2~3分钟后于显微镜下计数。

4. 计数 高倍镜下依次计数中央大方格内4角和正中共5个中方格内的红细胞数。红细胞呈圆形或椭圆形,侧面观哑铃型,中央有凹陷,草黄色,有一定折光性。

5. 计算

$$红细胞数/L = N \times 5 \times 10 \times 200 \times 10^6 \approx N \times 10^{10} = \frac{N}{100} \times 10^{12}$$

式中:N:5个中方格内红细胞数;×5:换算为1个大方格(即0.1μl)内的红细胞数;×10:将1个大方格红细胞数换算成1μl血液中红细胞数;×200:血液稀释倍数,实际为稀释201倍;×10⁶:由1μl换算成1L。

6. 报告方式 X. XX×10¹²/L。

【参考区间】

1. 中华人民共和国卫生行业标准(WS/T405—2012) 成年男性:(4.3~5.8)×10¹²/L;成年女性:(3.8~5.1)×10¹²/L。

2. 传统标准 ①成年男性:(4.0~5.5)×10¹²/L;成年女性:(3.5~5.0)×10¹²/L。②新生儿:(6.0~7.0)×10¹²/L。

【注意事项】

1. 器材 均须清洁干燥。盖玻片、计数板、微量吸管应符合质量要求。

2. 稀释液及稀释倍数

(1) 稀释液应等渗、新鲜、过滤后使用,以免破坏红细胞或将杂质、微粒等误认为红细胞。

(2) 稀释倍数应准确。当稀释液或(和)血液加样量不准确,吸血时吸管内有气泡,未擦去吸管外余血,加血后吸管带出部分稀释血液等,均可造成稀释倍数不准确。

(3) 红细胞数量明显增多时,可适当加大稀释倍数;反之,可适当减少稀释倍数。

3. 标本采集 见本章实验二血液标本采集。

4. 充池 充池前应将细胞悬液充分混匀,但不能过分振荡而破坏红细胞。充池要一次完成,不能产生满溢、气泡或充池不足的现象。

5. 计数

(1) 对压线细胞的计数应遵循"数上不数下,数左不数右"原则,避免多数或漏数。

(2) 红细胞在计数池内若分布不均(中方格内细胞数相差超过±10%),应重新充池计数。在参考区间数值内,2次红细胞计数结果相差不得超过5%。

(3) 在计数红细胞时,白细胞同时存在,通常红细胞计数时包含白细胞。正常情况下,外周血中白细胞数仅为红细胞数的1/500~1/1000,对红细胞的影响可忽略不计。当白细胞过高(>100×10⁹/L)时,则应对计数结果进行校正。校正方法:①校正后红细胞数=校正前红细胞计数-白细胞计数。②在高倍镜下计数时,不计数白细胞。白细胞体积比正常红细胞大,中央无凹陷,无草黄色折光,可隐约见到细胞核。但在外周血中出现有核红细胞时,则难以区别。

实验十 血红蛋白测定

一、氰化高铁血红蛋白测定法

【实验目的】

掌握氰化高铁血红蛋白(HiCN)测定方法的原理、操作方法及注意事项。

【实验原理】

在 HiCN 转化液中,红细胞被溶血剂破坏,各种血红蛋白(除 SHb 外)中的 Fe^{2+} 被高铁氰化钾氧化成 Fe^{3+},形成高铁血红蛋白(Hi),Hi 与氰根离子(CN^-)结合,生成稳定的氰化高铁血红蛋白(HiCN)。HiCN 在波长 540nm 处有一个较宽的吸收峰,用分光光度计测定该处的吸光度,再换算成每升血液中的血红蛋白浓度,或用 HiCN 参考液进行比色制作的标准曲线上读取结果。

【实验材料】

1. 器材 采血用具、试管、试管架、5ml 吸管、吸耳球、分光光度计等。

2. 试剂

(1) HiCN 试剂(文齐液):氰化钾(KCN)0.050g,高铁氰化钾[$K_3Fe(CN)_6$]0.200g,无水磷酸二氢钾(KH_2PO_4)0.140g,Triton X-100 1.0ml,加蒸馏水至 1000ml,调节 pH 至 7.0~7.4。试剂应置于有色试剂瓶中加盖、阴暗处保存,可稳定数个月。

(2) 标准 HiCN 参考液(200g/L 商品试剂)。

3. 标本 $EDTA-K_2$ 抗凝静脉血或末梢血。

【实验步骤】

1. 直接定量测定

(1) 加转化液:取 HiCN 转化液 5.0ml,加入试管内。

(2) 加血与转化:取全血 20μl,加到盛有转化液的试管底部,用上清液冲洗吸管 2~3 次,使血液与转化液充分混匀,静置 5 分钟。

(3) 测定吸光度:使用符合 WHO 标准的分光光度计(常规测定时带宽应<6nm),波长 540nm,光径(比色杯内径)1.000cm,以 HiCN 转化液或蒸馏水作空白调零,测定标本吸光度值(A)。

(4) 计算:

$$Hb(g/L) = A \times \frac{64\ 458}{44\ 000} \times 251 = A \times 367.7$$

式中:A:540nm 处测定的标本吸光度;64 458:血红蛋白的平均分子量;44 000:血红蛋白毫摩尔消光系数;251:血液稀释倍数。

(5) 报告方式:XX g/L。

2. HiCN 参考液比色法测定

(1) 标准曲线绘制和 K 值计算:用市售 HiCN 标准液倍比稀释(50g/L、100g/L、150g/L、200g/L)后,在所用的分光光度计 540nm 处分别测定各种稀释度的吸光度"A"(如分别为 0.13、0.27、0.405、0.54),以标准品血红蛋白浓度为横坐标、吸光度"A"为纵坐标,绘制标准曲线(图 1-9),

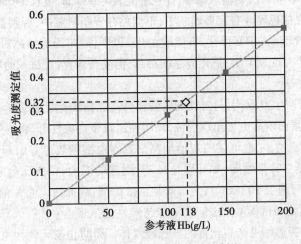

图 1-9 HiCN 标准曲线的绘制

或以下公式计算出换算常数 K 值。

$$K = \frac{\sum Hb}{\sum A} = \frac{50+100+150+200}{0.13+0.27+0.405+0.54} = 371.75$$

（2）按直接定量测定法的步骤（1）～（3），测定标本的吸光度（A）。

（3）计算：通过标准曲线查出待测样本的血红蛋白浓度或用 K 值×A 计算血红蛋白浓度。

（4）报告方式：XX g/L

【参考区间】

1. 中华人民共和国卫生行业标准（WS/T405—2012）　成年男性：130～175g/L；成年女性：115～150g/L。

2. 传统标准　①成年男性：120～160g/L；②成年女性：110～150g/L；③新生儿：170～200g/L。

【注意事项】

1. 分光光度计校正　若用分光光度计作精密度测定，分光光度计的波长和吸光度需要校正，带宽应小于 1nm，比色杯光径 1.000cm，允许误差为 0.5%（即 0.995～1.005cm），测定温度为 20～25℃。

（1）波长：将 100～150g/L HiCN 参考液放在待检分光光度计中，从 500～600nm 分几个波段测定其吸光度，如所测最大吸收峰在 540nm，表示分光光度计波长准确。实际工作中，对波长偏差不大（如在 536nm）的分光光度计，可把吸收峰波长当作 540nm 进行测定。

（2）杂光：HiCN 吸收光谱值在 540nm，峰谷在 504nm。杂光的增加使 HiCN 在吸收峰处吸光度下降，而对峰谷处吸光度影响不大。设 Q 值为反映杂光水平的参数，$Q = A_{540nm}/A_{504nm}$，合格的分光光度计 Q 值应为 1.59～1.63。杂光可使 HiCN 吸收光谱的 Q 值减低。

（3）比色杯：用 HiCN 试剂作空白，波长 710～800nm 处，比色杯光径 1.000cm 时，吸光度应小于 0.002。

（4）灵敏度与线性：将 HiCN 参考液倍比稀释后，在所用的分光光度计上相当 540nm 处分别测定稀释液的吸光度，以参考液血红蛋白浓度为横坐标、吸光度为纵坐标，绘制曲线。观察各点边线是否为直线，如有个别点不在直线上，作图时应使直线通过尽量多的点。也可利用直线回归方程 y=Kx+C（因用蒸馏水调零，C=0）计算理论值后作图。将直线外点的实测吸光度与直线上理论吸光度比较，如两者之差在 5% 以内，则可以认为仪器符合线性要求。直线的最低点即为仪器 HiCN 法的灵敏度，最低点与最高点之间的范围即为仪器 HiCN 法的测定线性范围。

2. HiCN 转化液　HiCN 转化液应以蒸馏水配制，pH 稳定在 7.0～7.4。配好的试剂用滤纸过滤后为淡黄色透明溶液。用蒸馏水调零，比色杯光径 1.000cm，波长 540nm 处的吸光度应小于 0.001。试剂应贮存在棕色硼硅有塞玻璃瓶中，不能贮存于塑料瓶中，否则会使 CN^- 丢失，造成测定结果偏低；试剂应置于 4～10℃ 保存，不能放在 0℃ 以下保存，因为结冰可引起试剂失效；试剂应保持新鲜，至少 1 个月配制 1 次；氰化钾是剧毒品，需妥善保存，配试剂时要严格按剧毒物品管理程序操作。

3. 标本　脂血可产生混浊，引起血红蛋白假性升高。白细胞计数>20×10⁹/L、血小板计数>700×10⁹/L 及异常球蛋白增高也可出现混浊，均可使血红蛋白假性升高；煤气中毒或大量吸烟引起血液内碳氧血红蛋白增多，也可使测定值增高。若因白细胞数过多引起的混浊，可离心后取上清液比色；若因球蛋白异常增高（如肝硬化患者）引起的混浊，可向比色液中加入少许固体氯化钠（约 0.25g）或碳酸钾（约 0.1g），混匀后可使溶液澄清；标准曲线或 K 值应定期检查、校准。

4. 废液处理　测定后的 HiCN 比色液不能与酸性溶液混合（目前大都用流动比色，共用 1 个废液瓶），因为氰化钾遇酸可产生剧毒的氰氢酸气体。为防止氰化钾污染环境，比色测定后的废液应集中于广口瓶中处理。废液处理方法如下：

（1）首先按1∶1比例以水稀释废液，再按每升上述稀释废液加次氯酸钠（安替福民）35ml，充分混匀后敞开容器口放置15小时以上，使 CN^- 氧化成 CO_2 和 N_2 挥发，或水解成 CO_3^{2-} 和 NH_4^+，再排入下水道。如无次氯酸钠，可用含氯消毒液40ml代替，除毒效果基本相同。

（2）碱性硫酸亚铁除毒：取硫酸亚铁50g，氢氧化钠50g，加水至1000ml，搅匀制成碱性硫酸亚铁悬液。硫酸亚铁和KCN可在碱性溶液中反应，生成无毒的亚铁氰化钾。在每升HiCN废液中，加上述碱性硫酸亚铁悬液40ml，不时搅匀，置3小时后排入下水道，但除毒效果不如次氯酸钠好。

5. HiCN参考液的纯度检查

（1）波长450～750nm的吸收光谱曲线形态应符合文献所述，峰值在540nm，谷值在504nm。

（2） A_{540nm}/A_{504nm} 的吸光度比值应为1.59～1.63。

（3）用HiCN试剂作空白，波长710～800nm处，比色杯光径1.000cm时，吸光度应小于0.002。

二、十二烷基硫酸钠血红蛋白测定法

【实验目的】

了解十二烷基硫酸钠血红蛋白测定法的原理及操作方法。

【实验原理】

十二烷基硫酸钠或称称十二烷基月桂酰硫酸钠（sodium dodecyl sulfate，SDS；sodium lauryl sulphate，SLS）为一种阴离子表面活性剂，有轻度氧化作用。除SHb外，血液中各种血红蛋白均可与SDS作用，亚铁血红素被氧化成稳定的棕红色高铁血红素样复合物（SDS-Hb），由于SDS-Hb的摩尔消光系数尚未确认，故不能根据标本吸光度直接计算结果，需用HiCN法及本法分别测定多份不同浓度抗凝血的血红蛋白浓度和吸光度，并以此绘制标准曲线，间接计算血红蛋白浓度。SDS-Hb峰值在538nm，峰谷在500nm。

【实验材料】

1. 器材　同氰化高铁血红蛋白测定法。

2. 试剂

（1）60g/L SDS磷酸盐缓冲液：称取SDS 60g溶解于33.3mmol/L磷酸盐缓冲液（pH 7.2）中，加Triton X-100 70ml于溶液中混匀，再加33.3mmol/L磷酸盐缓冲液至1000ml，混匀。

（2）SDS应用液：将上述60g/L SDS原液用蒸馏水稀释100倍。

3. 标本　末梢血或EDTA-K_2抗凝静脉血。

【实验步骤】

1. 标准曲线制备　至少取4份不同浓度（应包括高、中、低浓度）抗凝血，分别用HiCN法及本法测定每份血液的血红蛋白浓度和吸光度，然后以HiCN法测定的血红蛋白浓度为横坐标，SDS法测得的吸光度为纵坐标，绘制标准曲线。

2. SDS-Hb测定

（1）比色：取SDS应用液5ml，加入待测血20μl充分混匀，5分钟后置540nm下以应用液调零，读取待测管吸光度。

（2）查标准曲线：查以上方法制作的标准曲线即得Hb浓度。

【参考区间】

同氰化高铁血红蛋白测定法。

【注意事项】

1. 试剂

（1）选用优质十二烷基硫酸钠 $[CH_3(CH_2)_{11}SO_4Na，MW288.38]$。

（2）如无Triton X-100，可用国产乳化剂OP或其他非离子表面活性剂替代。

2. SDS 液　可破坏白细胞,因此对某些血细胞分析仪不宜使用。

实验十一　红细胞形态检查

【实验目的】

掌握红细胞形态检查的方法、正常红细胞的形态特点以及异常红细胞的形态学变化。

【实验原理】

不同形态的细胞,由于化学成分和化学性质不同,对酸性及碱性染料的亲和作用、吸附作用不同,经涂片染色后,呈现出各自的染色特点。利用光学显微镜可直接观察到正常红细胞的形态,并识别异常红细胞形态。

【实验材料】

1. 器材　显微镜、拭镜纸等。

2. 试剂　镜油,清洁液(乙醚与无水乙醇比例为 3 : 7)。

3. 标本　制备良好的染色血涂片。

【实验步骤】

1. 低倍镜观察　低倍镜下观察已染色血涂片中红细胞的分布和染色情况。选择细胞分布均匀、染色良好、红细胞紧密排列但不重叠的区域(一般在血涂片的体尾交界处)。

2. 油镜观察　滴加镜油 1 滴,在油镜下仔细观察上述区域中红细胞的形态,同时浏览全片是否存在其他异常细胞。

3. 报告方式　描述所检标本中正常红细胞形态特点和观察到的异常红细胞形态学变化。红细胞异常情况有:①大小异常。②形状异常。③染色异常。④结构异常。

【参考区间】

血涂片用瑞特染液染色后,正常的成熟红细胞呈粉红色,中央 1/3 为生理性淡染区,形状呈双凹圆盘状,细胞大小相似,直径为 6.7 ~ 7.7μm(平均为 7.2μm),细胞内不出现异常结构。正常成人外周血涂片应无有核红细胞,可见到数量很少的变形或破碎细胞。

【注意事项】

1. 标本　在制片和染色过程中的人为因素可造成红细胞形态异常,如:①涂片不当。②载玻片为非疏水性,不符合要求。③抗凝剂 EDTA 过量或血常规标本采血不足。④染色不当。⑤涂片干燥过慢或固定液中混有少许水分。⑥涂片末端附近见与长轴方向一致的假椭圆形红细胞。⑦长时间放置血液或标本凝固等。应认真浏览全片,一般真的异形红细胞全片都可见同样异常,而假异形红细胞常局限于个别区域。

2. 低倍镜观察　红细胞在整张血涂片上通常不是均匀分布的,应先在低倍镜下估计细胞的分布和染色情况,红细胞形态检查部位应在红细胞单个分散不重叠的区域。

3. 油镜观察　注意浏览全片,尤其是涂片的边缘和尾部,观察是否存在其他异常细胞,以免漏检。

(胡志坚)

实验十二　网织红细胞计数

一、试　管　法

【实验目的】

掌握网织红细胞(Ret)计数试管法的原理、操作方法和注意事项。

【实验原理】

网织红细胞胞质内残存少量核糖体和核糖核酸(RNA)等嗜碱性物质,经煌焦油蓝或新亚甲蓝等染液活体染色后呈蓝色网织状或点粒状,可与完全成熟的红细胞区别。

【实验材料】

1. 器材　采血针或注射器、试管、载玻片、推片、镜油、清洁液、显微镜、Miller窥盘等。Miller窥盘(图1-10)为一厚1mm、直径为19mm的圆形玻片,玻片上刻有两个正方形格子,计数时用小方格(A)计数红细胞,用大方格(B)计数网织红细胞,大方格(B)面积为小方格(A)的9倍。

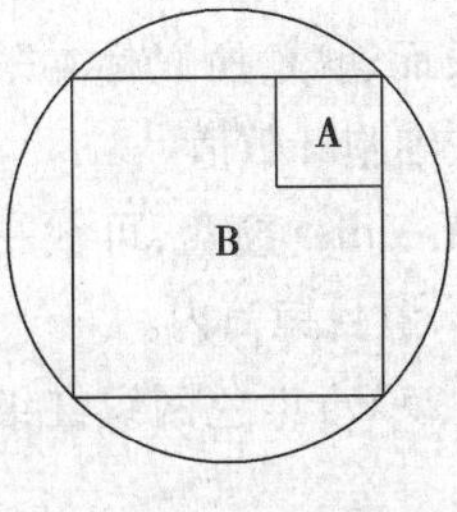

2. 试剂

(1) 10g/L新亚甲蓝(或煌焦油蓝)生理盐水溶液:取新亚甲蓝1.0g、枸橼酸钠0.4g、氯化钠0.85g,溶于100ml双蒸馏水中,混匀,过滤后贮存于清洁的棕色瓶中备用。此染液常用于试管法。

(2) 10g/L新亚甲蓝ACD溶液:ACD保养液20ml,研细的新亚甲蓝200mg,溶解过滤后贮存于清洁的棕色瓶中备用。此液为WHO所推荐,常用于试管法。

(3) 10g/L煌焦油蓝乙醇溶液:取煌焦油蓝1.0g置于乳钵中研磨,加95%乙醇100ml,过滤后贮存于清洁的棕色瓶中备用。此染液常用于玻片法。

图1-10　Miller窥盘示意图

3. 标本　末梢血或EDTA-K$_2$抗凝静脉血。

【实验步骤】

1. 加染液　于小试管中加入染液2滴。

2. 加血染色　再向已加染料的小试管中加末梢血(或EDTA-K$_2$抗凝静脉血)2滴,立即混匀,室温放置15~20分钟或37℃放置10分钟。

3. 制备涂片　取混匀染色血1小滴推制成薄血涂片,自然干燥。

4. 显微镜计数

(1) 常规计数法:用低倍镜浏览全片,观察血涂片染色和细胞分布情况,选择红细胞分布均匀、无重叠、染色效果好的区域(常在涂片体尾交界处),滴加镜油1滴,在油镜下计数至少1000个红细胞中的网织红细胞数。

(2) Miller窥盘计数法:将Miller窥盘置于显微镜目镜内,计数小方格(A)中的红细胞,同时计数大方格(B)(含小方格A)中的网织红细胞。然后将小方格内数得红细胞数乘以9,折算成一个大方格内的红细胞数。

5. 计算

(1) 网织红细胞百分数(%):

常规法:网织红细胞百分数 $= \dfrac{\text{计数1000个红细胞中得网织红细胞数}}{1000}$

Miller窥盘计数法:网织红细胞百分数 $= \dfrac{\text{大方格(B)中的网织红细胞数}}{\text{小方格(A)内红细胞数}\times 9}$

(2) 网织红细胞绝对数:

网织红细胞数/L $=$ 红细胞数/L$\times$网织红细胞百分数

6. 结果报告

(1) 网织红细胞百分数:0.XXX。

(2) 网织红细胞绝对数:XX$\times 10^9$/L。

【参考区间】

①网织红细胞百分数:成人:0.005~0.015;新生儿:0.03~0.06;儿童:0.005~0.015。②网

织红细胞绝对数:成人:(24~84)×10^9/L。

【注意事项】

1. 染液

(1) 网织红细胞的网织状结构必须在活体染色时才显示,WHO 推荐使用新亚甲蓝染液,其对网织红细胞着色力强而且稳定,血红蛋白几乎不着色,便于识别。煌焦油蓝染液溶解度低,易形成沉渣吸附于红细胞表面,对细胞辨认造成一定干扰。

(2) 染液与血液比例以 1:1 为宜,严重贫血时,可适量增加血量。

2. 操作

(1) 因网织红细胞在体外仍继续成熟,其数量随着保存时间的延长而递减,所以标本采集后应及时处理;标本染色后也应及时计数,因染料吸附可人为增高网织红细胞计数值。

(2) 为了便于计数,需将视野缩小,ICSH 推荐使用 Miller 窥盘,若无 Miller 窥盘,可裁一直径较目镜内径稍小的圆形纸片,正中央剪成一边长约 3mm 的正方形小孔,置目镜筒内。

(3) 试管法染色时间不能过短。染色温度最好控制在 37℃,室温(25℃)染色网织红细胞检出率明显低于 37℃ 染色。

(4) 显微镜计数时应注意:①选择红细胞分布均匀、网织红细胞染色较好的部位计数,一般选择血膜体尾交界部。②避免重复计数,镜下观察时沿载玻片长轴,以"弓"字形轨道移动视野,取多个区域计数网织红细胞,尽量使其具有代表性。

3. 计数范围 凡含有 2 个以上网织颗粒的细胞均应计为网织红细胞。为将 CV 控制在一定水平,建议根据网织红细胞的多少决定所应计数的红细胞数量(表 1-2)。

表 1-2 ICSH 控制 Ret 计数须镜检的 RBC 数目(CV=10%)

Ret%	计数 Miller 窥盘小方格 RBC	相当于缩视野法计数 RBC 数目
1~2	1000	9000
3~5	500	4500
6~10	200	1800
11~25	100	900

4. 鉴别 注意网织红细胞与 HbH 包涵体的鉴别。网织颗粒为蓝绿色网状或点粒状,分布不均匀;HbH 包涵体为蓝绿色圆形小体,均匀散布于整个红细胞内。

二、玻 片 法

【实验目的】

掌握网织红细胞(Ret)计数玻片法的操作方法。

【实验原理】

同试管法。

【实验材料】

1. 器材 同试管法。

2. 试剂 同试管法。

3. 标本 同试管法。

【实验步骤】

1. 加染液 在清洁载玻片一端滴加煌焦油蓝乙醇染液 1 滴,待自然干燥。

2. 取血及染色 取末梢血(或 EDTA-K$_2$ 抗凝静脉血)1 滴于干燥的染料上,迅速将血液与染料充分混匀,然后用另一载玻片盖在此载玻片上,两玻片黏合,使混匀的血液与染料夹在两玻片之间,以防干燥。室温放置5~10分钟。

3. 制备涂片 待网织红细胞着色后,移开上层玻片,并取适量混合物推制成血涂片,自然干燥。

4. 观察 同试管法。

5. 计数 同试管法。

6. 计算 同试管法。

7. 结果报告 同试管法。

【参考区间】

同试管法。

【注意事项】

玻片法须等乙醇挥发、染液干燥后才能加血液,否则易引起血液凝固。其他注意事项同试管法。

实验十三 血细胞比容测定

一、温 氏 法

【实验目的】

掌握温氏法测定血细胞比容(HCT)的原理、操作方法和注意事项。

【实验原理】

将定量的抗凝血液用一定的速度和时间离心后,由于血液中各种成分密度等性质不同而互相分离,计算压实红细胞层占全血容积的比值即为血细胞比容。

【实验材料】

1. 器材 温氏管、细长毛细滴管、离心机、注射器、棉签、试管、乳胶吸头等。温氏管为一平底厚壁玻璃管,长110mm,内径3mm(内径不均匀性误差<0.05mm),管上刻有0~100mm刻度,分度值为1mm,其读数一侧由下而上,供测血细胞比容用,另一侧由上而下,供红细胞沉降率测定用。温氏管和细长毛细滴管示意图见图1-11。

2. 试剂 EDTA-K$_2$ 3.5mg或肝素钠0.2mg分装于小试管,可抗凝2ml血液。

3. 标本 EDTA-K$_2$或肝素抗凝静脉血。

【实验步骤】

1. 准备抗凝血 采集静脉血2ml,立即注入抗凝管中,轻轻充分混匀。条件允许时应采集空腹血。

2. 加标本 用细长毛细滴管吸取混匀的抗凝血,插入温氏管底部,然后将血液缓缓注入,边放血边上提滴管,直至血液的液面与刻度线"10"平行为止,注意防止气泡产生。

3. 离心 将加好标本的温氏管置于水平离心机中,以2264g(即有效半径22.5cm,3000r/min)离心30分钟。读取压实红细胞层柱高的毫米数,然后再以同样速度离心10分钟,至红细胞层高度不再下降为止。

4. 观察结果 正常抗凝全血离心后分为五层,自上而下分别为:血浆层(淡黄色)、血小板层(乳白色)、白细胞和有核红细

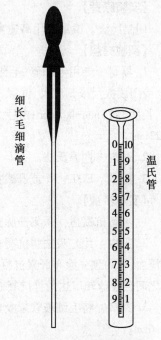

图1-11 温氏管和细长毛细滴管示意图

细长毛细滴管

温氏管

25

胞层(灰红色)、还原红细胞层(紫黑色)、氧合红细胞层(鲜红色)。结果读取应以还原红细胞层为准,读取红细胞层柱高的毫米数乘以 0.01,即为 HCT 值。

5. 报告方式　0.XXX。

【参考区间】

1. 中华人民共和国卫生行业标准(WS/T 405—2012)　成年男性:0.40～0.50;成年女性:0.35～0.45。

2. 传统标准　成年男性:0.380～0.508;成年女性:0.335～0.450。

【注意事项】

1. 器材　试管等器材必须洁净干燥,防止溶血,如有溶血现象时应加以注明,特别是溶血性贫血患者。

2. 采血　待检者采血以空腹为好。采血应顺利,因静脉压迫时间过长(超过 2 分钟)会引起血液淤积与浓缩,所以当针刺入血管后应立即除去止血带再抽血,以防 HCT 增加。

3. 抗凝　严格控制抗凝剂加入量,用量过大可使红细胞皱缩。抗凝血在注入温氏管前应反复轻微振荡,使血红蛋白与氧充分接触,注入温氏管时应避免产生气泡。

4. 离心　离心时间和速度要规范化。离心力不足时血细胞比容误差很大,不宜计算 MCV、MCHC。本法离心力不足以完全排除红细胞之间的残留血浆(残留 2%～3%),且用血量大,已逐渐被微量法取代。

5. 结果判断　注意读数以还原红细胞层表层为准。

6. 影响因素　①上层血浆如有黄疸或溶血(排除人为因素)现象,应在报告单上注明。②红细胞异常时(如小红细胞、大红细胞、椭圆形或镰形红细胞等),因变形性减低使血浆残留量增加,结果假性增高;体外溶血和自身凝集会使结果假性降低。

二、微 量 法

【实验目的】

掌握血细胞比容微量测定法的操作方法和注意事项。

【实验原理】

同温氏法。微量法用高速离心。

【实验材料】

1. 器材　专用毛细管、毛细管密封胶(黏土样密封胶或符合要求的商品)、专用高速离心机、专用读数尺或刻度尺、试管、微量吸管、一次性采血针或注射器等。专用毛细管用钠玻璃制成,长度为 75mm±0.5mm;内径为 1.155mm±0.085mm;管壁厚度为 0.20mm,允许范围为 0.18～0.23mm。

2. 试剂　同温氏法。

3. 标本　EDTA-K_2 或肝素抗凝静脉血。

【实验步骤】

1. 准备抗凝血　采集静脉血 2ml,立即注入含肝素的抗凝管中,轻轻颠倒混匀。

2. 吸血　用虹吸法将抗凝血液移入专用毛细管内,至 2/3(50mm)处,避免气泡产生。如为外周血,管内预先涂布肝素抗凝剂(每支含肝素 2U),然后吸入血液,将一次性毛细管置于两掌心之间轻轻捻转以达最佳抗凝效果。

3. 封口　将毛细玻管未吸血的一端垂直插入密封胶或橡皮泥中,封口。密封胶柱长度应为 4～6cm。

4. 离心　将毛细玻管编号,按次序放入专用高速离心机,以 RCF 12 500g 离心 5 分钟。

5. 读数　取出离心后的毛细管置于专用读数板的凹槽中,移动滑尺刻度至还原红细胞层表层,读出相对应的数值;或用刻度尺分别测量红细胞层和全血层的长度并计算其比值,即为 HCT。

6. 报告方式　0. XXX。

【参考区间】

同温氏法。

【注意事项】

1. 器材　所用器材需清洁干燥,防止溶血。

2. 抗凝　①抗凝剂的量要准确,并与血液充分混匀,防止血液稀释、凝固。②血液与抗凝剂混匀时,要均匀轻柔,避免血液中产生气泡。

3. 采血　如选择毛细血管采血,针刺深度以血液自然流出为宜,并取第 2 滴血检验。

4. 封口　毛细管的密封不能采用烧熔的方法,以免造成溶血或细胞体积变化。

5. 离心

(1) 离心力要符合要求,RCF 以 10 000 ~ 15 000g 为宜,当 HCT>0.5 时应再离心 5 分钟。

(2) 放置毛细管的沟槽应平坦,胶垫富有弹性,防止离心时血液漏出,一旦发生漏血,应清洁离心盘后重新测定。

(3) 本法采用高速离心,红细胞之间残存的血浆量较少,因此结果较温氏法低(平均低 0.01 ~ 0.02)。

实验十四　红细胞沉降率测定

一、魏　氏　法

【实验目的】

掌握魏氏法红细胞沉降率测定的原理、操作方法和注意事项。

【实验原理】

将一定量的枸橼酸钠抗凝全血置于特制刻度血沉管中,垂直立于血沉架上。1 小时后,观察红细胞下沉距离,读取上层血浆高度的毫米数值,即为红细胞沉降率。以 mm/h 报告。

【实验材料】

1. 器材　一次性采血针或注射器、试管、试管架、吸耳球、血沉架、Westergren 血沉管。Westergren 血沉管为全长 300mm±1.5mm,两端相通,表面有规范的 200mm 刻度的无色、平头、正圆柱形玻璃或塑料制品,管内径 2.55mm,管内均匀误差小于 5%,横轴与竖轴差<0.1mm,外径 5.5mm ±0.5mm,管壁刻度 200mm,误差±0.35mm,最小分度值 1mm,误差为<0.2mm。

2. 试剂　109mmol/L 枸橼酸钠溶液:枸橼酸钠($Na_3C_6H_5O_7 \cdot 2H_2O$)3. 2g,用蒸馏水溶解后,再用蒸馏水稀释至 100ml,混匀。此液室温保存不得超过 2 周。

3. 标本　枸橼酸钠抗凝静脉血。

【实验步骤】

1. 加抗凝剂　取 109mmol/L 枸橼酸钠溶液 0.4ml 加入试管中。

2. 采血　采静脉血 1.6ml,加入含 109mmol/L 枸橼酸钠溶液 0.4ml 的试管中,混匀。若使用枸橼酸钠抗凝的真空采血管时,则直接采血至 2ml 刻度处并混匀即可。

3. 吸血　用血沉管吸入混匀抗凝血至"0"刻度处,拭去管外附着的血液。

4. 立血沉管　将血沉管垂直立于血沉架上。

5. 读数　室温静置 1 小时后,准确读取红细胞下沉后暴露出的血浆段高度(mm),即为红细胞沉降率。

6. 报告方式　XX mm/h。

【参考区间】

①<50 岁:男性:0~15mm/h;女性:0~20mm/h。②>50 岁:男性:0~20mm/h;女性:0~30mm/h。③>85 岁:男性:0~30mm/h;女性:0~42mm/h。④儿童:0~10mm/h。

【注意事项】

1. 器材　血沉管、注射器、试管均应保持清洁干燥,以免溶血;魏氏血沉管应符合 ICSH 规定标准。

2. 抗凝剂　应使用分析纯枸橼酸钠,配制浓度应准确;抗凝剂和血液比为 1:4;标本加入到含抗凝剂的试管后要充分混匀,避免产生气泡,防止溶血。

3. 标本　待检者空腹采集静脉血,不能有凝块、溶血或气泡,采血后应在 3 小时内完成实验,如放置于 4℃冷藏,可延长至 6 小时测定完毕,但测定前应将标本恢复至室温后测定。

4. 实验温度　最适温度为 18~25℃,室温过高、过低时应查不同室温血沉校正表(图 1-12),报告校正值。

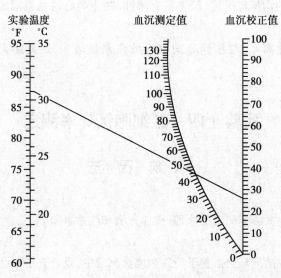

图 1-12　血沉温度校正表

5. 立血沉管　应严格垂直放置,防止血液外漏或形成气溶胶影响测定结果。如果血沉管倾斜,红细胞将沿一侧管壁下沉,血浆则沿另一侧管壁上升,造成红细胞下降时阻力减少,沉降速度大幅加快(血沉管倾斜 3°时,沉降率可增加 30%)。血沉架应避免直接光照、移动和振动。

6. 测定时间　应严格控制在 1 小时。红细胞沉降率在 1 小时沉降过程中并不是均衡等速度的沉降,因此绝不可以只观察 30 分钟沉降率,将结果乘以 2 作为 1 小时血沉结果。红细胞在单位时间内沉降速度可分为 3 期,一是缗钱状红细胞形成期,约数分钟至 10 分钟;二是快速沉降期,缗钱状红细胞以等速下降,约 40 分钟;三是细胞堆积期(缓慢沉积期),红细胞堆积到试管底部。

二、自动血沉仪法

【实验目的】

熟悉自动血沉仪测定法红细胞沉降率测定的原理和操作方法。

【实验原理】

采用红外线探测技术或其他光电技术定时扫描红细胞与血浆界面位置,数据结果经计算机处理后得出,可记录血沉全过程。

【实验材料】

1. 器材　自动血沉仪、一次性专用血沉管(与血沉仪配套使用)、一次性采血针或注射器、试管。

2. 试剂　109mmol/L枸橼酸钠溶液。

3. 标本　枸橼酸钠抗凝静脉血。

【实验步骤】

按仪器操作规程进行。观察时间为30分钟或20分钟,或更短时间。

1. 开机　开启电源,仪器自检后进入待测状态。

2. 程序选择　在菜单面板选择测试时间、样本编号后按"确认"键。

3. 样本检测　彻底混匀血液样本后置于检测孔中,按下"开始"键进行测定。

4. 结果报告　结果由计算机自动打印。

【参考区间】

同魏氏法。

(刘　怡)

实验十五　血小板计数

【实验目的】

掌握血小板显微镜计数法的原理、操作方法和注意事项。

【实验原理】

血液经稀释液按一定比例稀释和破坏红细胞后,经混匀充入血细胞计数板内,在显微镜下计数一定范围内的血小板数量,经过换算求出每升血液中血小板的数量。

【实验材料】

1. 器材　0.5ml吸管、吸耳球、微量吸管、改良牛鲍计数板、显微镜等。

2. 试剂　10g/L草酸铵稀释液:草酸铵10g,EDTA-Na₂0.12g溶于1000ml蒸馏水中,混匀。

3. 标本　EDTA-K₂抗凝静脉血或末梢血。

【实验步骤】

1. 加稀释液　准确吸取稀释液0.38ml,置于清洁小试管中。

2. 采血与稀释　常规末梢采血,让血液自然流出,擦去第1滴血,准确取血20μl,或取已备抗凝血20μl,置于含有10g/L草酸铵稀释液中,立即充分混匀。

3. 充池　取混匀的血小板悬液1滴充入计数池内,静置10~15分钟,使血小板充分下沉。

4. 计数　用高倍镜计数中央大方格的四角和中央共5个中方格内血小板数量。

5. 计算　血小板数/L=N×5×10×20×10⁶=N×10⁹/L。

式中:N:表示5个中方格内计数的血小板数;×5:将5个中方格血小板数换算成1个大方格血小板数;×10:将1个大方格血小板数换算成1μl血液内血小板数;×20:血液稀释倍数;×10⁶:由1μl换算成1L。

6. 结果报告　XX×10⁹/L。

【参考区间】

1. 中华人民共和国卫生行业标准(WS/T405—2012)　(125~350)×10⁹/L。

2. 传统标准　(100~300)×10⁹/L。

【注意事项】

1. 待检者　检查前,待检者应避免服用含有阿司匹林及其他抗血小板药物。

2. 器材　所用器材必须洁净、无灰尘污染,计量器材必须标准化。

3. 试剂　定期检查稀释液的质量,检测前应先作稀释液空白计数,计数值为零时方可充池计数。草酸铵稀释液要清洁,无细菌、尘埃等污染。存放时间较长后应过滤后再使用。草酸铵质量必须是分析纯(AR)或优级纯(GR),若用化学纯(CP)则溶血效果差。

4. 操作

(1) 采血:毛细血管采血时,针刺深度应达3mm,使血液流畅。拭去第1滴血后立即取血,以防血小板聚集和破坏。如果同时做白细胞和血小板计数时,应先取血做血小板计数。

(2) 混匀:血液加入血小板稀释液内要轻轻混匀,不可过度振荡,以免导致血小板破坏、聚集或有气泡,引起计数误差。

(3) 充池:血小板悬液充入计数池内需静置10～15分钟,使血小板完全下沉后再计数。但应注意保持湿度,避免水分蒸发而影响计数结果。血小板如成簇分布,应重新采血复查。溶血欠佳时,应更换稀释液或用200倍稀释法计数整个中间大方格内的全部血小板数,最后换算出每升血液中的血小板数量。

(4) 计数:①计数时光线不可太强,注意微有折光性的血小板与尘埃等的鉴别,附着在血细胞旁的血小板也要注意,不要漏数。②如果血小板悬液充入计数池后时间较长,血小板会失去光泽而不易辨认,因此应掌握好计数时间,在1小时内计数完毕,否则结果偏低。③每份标本最好计数2次,若结果之差在10%以内,取其均值报告。若结果之差大于10%,应作第3次计数,取2次相近结果的均值报告。

5. 其他　同改良牛鲍计数板使用、白细胞计数和红细胞计数实验。

实验十六　出血时间测定

【实验目的】

掌握出血时间测定器(TBT)法测定出血时间的方法和注意事项。

【实验原理】

在一定条件下用采血针或刀片刺破皮肤毛细血管后,记录血液自然流出到自然停止所需要的时间,即为出血时间(BT)。

【实验材料】

器材　血压计、碘伏或30g/L碘酊和75%酒精、消毒干棉球、BT测定器。

【实验步骤】

1. 加压　将血压计袖带束于上臂,加压并维持在成人40mmHg(5.3kPa),儿童20mmHg(2.6kPa)。

2. 消毒　在肘前凹窝下约2cm处用碘酊在直径5cm范围内消毒,再用酒精棉球拭去碘酊,待干。

3. 切口计时　轻轻绷紧消毒处,将BT测定器贴于皮肤表面并启动,使刀片由出血时间测定器内弹出并刺入皮肤,待自然出血后启动秒表开始计时。

4. 拭血计时　每隔30秒用干净滤纸轻轻吸取流出的血液,直至出血停止时按停秒表,秒表记录的时间即为BT。

5. 报告方式　XX分钟。

【参考区间】

2～9分钟。

【注意事项】

1. 准备　待检者试验前一周应停用阿司匹林等抗血小板药物。

2. 切口　BT测定器所贴近的皮肤要温暖,应避开水肿、充血、溃疡、瘢痕和血管。BT测定器刀片所造成的伤口,要与前臂平行。

3. 滤纸吸血和计时　①穿刺部位血液应自然流出,不能挤压,滤纸吸取血液时应避免与伤口接触。②计时超过20分钟时应立即停止测定,并用消毒棉球压迫止血。

实验十七　凝血酶原时间测定

【实验目的】

掌握血浆凝血酶原时间(PT)测定的方法和注意事项。

【实验原理】

凝血酶原时间是在体外满足外源性凝血全部条件后的血浆凝固所需的时间。在抗凝血浆中加入过量的组织凝血活酶和Ca^{2+},使凝血酶原转化为凝血酶,后者使纤维蛋白原转变为纤维蛋白。测定从加入Ca^{2+}到血浆开始凝固所需时间,即为PT。

【实验材料】

1. 器材　水浴箱、试管、试管架、加样枪、吸头、离心机、秒表。

2. 试剂　25mmol/L氯化钙凝血活酶试剂(商品试剂)、正常参比血浆(商品试剂)。

3. 标本　109mmol/L枸橼酸钠抗凝静脉血(抗凝剂与血液之比为1:9)。

【实验步骤】

1. 分离乏血小板血浆　将标本以3000r/min离心10分钟,分离血浆。

2. 平衡温度　将冻干保存的PT商品试剂置室温15分钟。

3. 温浴　将正常参比血浆、待检血浆和氯化钙组织凝血活酶溶液置37℃水浴中温浴5分钟。

4. 参比血浆PT测定　取小试管1支,加入正常参比血浆0.1ml,37℃水浴预温30秒,再加入经预温的氯化钙组织凝血活酶溶液0.2ml,立即混匀并启动秒表。不断轻轻倾斜试管,记录至液体停止流动所需要的时间,重复此步骤2~3次,取平均值,即为PT值。

5. 待检血浆PT测定　取待检血浆,参照步骤4的操作方法测定其PT值。

6. 报告方式

(1) 以直接测定的时间(PT)报告:XX秒;同时报告正常参比血浆PT。

(2) 以PT比值(PTR)报告:PTR=待检血浆PT/正常参比血浆PT。

(3) 以国际标准化比值(INR)报告:$INR=PTR^{ISI}$。

【参考区间】

每个实验室应建立所用测定方法相应的参考区间。通常①PT:成人11~13秒,新生儿延长2~3秒,早产儿延长3~5秒;待检者的测定值较正常值延长超过3秒以上有临床意义。②PTR:0.85~1.15。③INR:口服抗凝剂治疗不同的疾病需不同的INR,临床常将INR2~4作为口服抗凝剂治疗的适用范围。

【注意事项】

1. 试剂　由于不同来源、不同制备方法的组织凝血活酶对结果影响很大,造成结果的可比性差,将影响判断口服抗凝剂的治疗效果。WHO以人脑凝血活酶67/40批号作为标准品,并以国际敏感指数(ISI)表示各种制剂与67/40之间的相互关系。67/40为原始参考品,定67/40的ISI为1.0。市场上供应的组织凝血活酶试剂应注明ISI值,选用ISI<2.0的组织凝血活酶为宜。

2. 标本　采血应顺利,否则可激活凝血因子,静脉压迫时间过长可引起局部纤溶活化。血液样本应无溶血、黄疸、脂血或血凝块等现象。

3. 抗凝　抗凝剂与血液比例(1:9)应准确,离心条件要确保3000r/min离心10分钟。

4. 测定

（1）须在37℃环境中进行此反应,温度偏高或偏低均会造成结果不准。

（2）在水浴箱中操作时,因试管外会沾有水滴,注意与试管内的液体相区别。

（3）准确读取试管内液体停止流动的时间。

（4）测定方法应规范,先测定正常参比血浆的PT,结果在正常允许范围内才测定待检者血浆PT,所有标本均测定2~3次,结果相差应<5%。

实验十八　活化部分凝血活酶时间测定

【实验目的】
掌握血浆活化部分凝血活酶时间(APTT)测定的方法和注意事项。

【实验原理】
活化部分凝血活酶时间是在体外满足内源性凝血全部条件后的血浆凝固所需的时间。在37℃条件下,以白陶土激活因子Ⅻ,以脑磷脂代替血小板提供凝血的催化表面,再加入适量的Ca^{2+}即可满足内源性凝血的全部条件。测定从加入Ca^{2+}到血浆凝固所需的时间,即为APTT。

【实验材料】
1. 器材　水浴箱、试管、试管架、加样枪、吸头、离心机、秒表。
2. 试剂　APTT试剂(商品试剂)、25mmol/L氯化钙溶液、正常参比血浆(商品试剂)。
3. 标本　枸橼酸钠抗凝静脉血。

【实验步骤】
1. 分离乏血小板血浆　同血浆凝血酶原时间测定。
2. 平衡温度　将正常参比血浆置于室温下静置15分钟以上,充分混匀。
3. 温浴　将25mmol/L氯化钙溶液于37℃水浴中温浴3分钟。
4. 参比血浆APTT测定　试管中加入正常参比血浆和APTT试剂各0.1ml,混匀,37℃水浴中温浴3分钟,期间轻轻振摇数次。再加入温浴至37℃的25mmol/L氯化钙溶液0.1ml,立即混匀并开始计时,并置水浴中不断振摇。约30秒时,不时缓慢倾斜试管,观察试管内液体的流动状态,当液体停止流动时停止计时,记录时间(秒)。重复该步骤2~3次,取其平均值,即为APTT值。
5. 待检血浆APTT测定　取待检血浆,参照步骤4的操作方法测定其APPT值。
6. 报告方式　待检血浆APTT:XX秒;正常参比血浆APTT:XX秒。

【参考区间】
每个实验室应建立所用测定方法相应的参考区间。通常为25.0~35.0秒,超过正常对照10秒以上有临床意义。

【注意事项】
1. 试剂　试剂质量对APTT测定结果影响很大,不同的部分凝血活酶试剂,其质量也不同。一般选用对因子Ⅷ、Ⅸ、Ⅺ在血浆浓度为200~250U/L时灵敏的试剂。激活剂因规格不一,其致活能力不同,因此参比值有差异。如果正常参比血浆APTT明显延长,则提示APTT试剂质量不佳。
2. 标本　采血后应尽快检测标本,最迟不超过2小时,放置过久凝固时间有缩短的倾向。
3. 测定　血浆加APTT试剂后的温浴时间不得少于3分钟,时间过短会使APTT延长。
4. 其他　同PT测定。

实验十九　凝血酶时间测定

【实验目的】
掌握试管法凝血酶时间(TT)测定的方法和注意事项。

【实验原理】

37℃条件下,于待检血浆中加入凝血酶溶液后,直接将血浆中纤维蛋白原转变为纤维蛋白,观察血浆凝固所需的时间,即为TT。

【实验材料】

1. 器材 一次性塑料注射器、压脉带(止血带)、碘伏、消毒棉球或棉签、硅化玻璃试管或塑料管、试管架、离心机、加样枪、吸头、秒表、水浴箱。

2. 试剂 ①109mmol/L枸橼酸钠溶液或109mmol/L枸橼酸钠抗凝管。②蒸馏水。③TT试剂(凝血酶试剂):分液体、干粉试剂两种。④配套质控品:为冻干血浆,分正常值、高值两种。⑤正常对照血浆(正常参比血浆):为正常人混合冻干血浆。

3. 标本 枸橼酸钠抗凝静脉血。

【实验步骤】

1. 采血并分离血浆 同PT测定。

2. 溶解TT试剂及冻干血浆 干粉试剂、冻干血浆从冰箱取出,平衡至室温20～25℃,按照说明书的要求加入蒸馏水溶解,混匀,室温静置15分钟。

3. 温育 将TT试剂、质控品血浆、正常对照血浆、待测血浆置于37℃水浴箱中温育5分钟。

4. 测定质控品血浆TT

(1)加标本:取试管1支,加入质控品血浆0.1ml,37℃水浴预温3秒。

(2)加试剂计时:于试管中加入预温至37℃的TT试剂0.1ml,混匀并立即计时。

(3)观察结果:不断小角度(约30°)地倾斜试管,观察到试管内液体出现凝固时,停止计时,记录时间。

(4)重复测定1次,取其平均值。

5. 测定正常对照血浆TT 参照步骤4测定其TT。

6. 测定待测血浆TT 参照步骤4测定其TT。

7. 结果报告 试管法:待测血浆TT:XX. X秒;正常对照血浆TT:XX. X秒。

【参考区间】

16～18秒。超过正常对照3秒以上为异常。

【注意事项】

1. 试剂 由于每次使用的TT试剂其凝血酶活性可能存在差异,故使用每批次TT试剂测定时需要有正常参比血浆对照。

2. 标本 肝素或EDTA-Na_2抗凝血浆不宜作本试验。

3. 鉴别试验 甲苯胺蓝可中和肝素与类肝素抗凝物质,故凝血酶时间延长被甲苯胺蓝纠正,可认为存在肝素或类肝素物质。

4. 其他 同PT测定。

实验二十 纤维蛋白原含量测定

【实验目的】

掌握Clauss法纤维蛋白原(Fg)含量测定的方法和注意事项。

【实验原理】

在待检稀释的血浆中加入足量的凝血酶,使血浆中的Fg转变成纤维蛋白,血浆凝固,其血浆凝固时间与Fg含量呈负相关;以Fg含量一定的国际标准品为参比血浆,测定其对应的凝固时间,制作标准曲线;通过标准曲线,可以得到待检血浆中Fg含量。

【实验材料】

1. 器材 一次性塑料注射器、压脉带(止血带)、碘伏、消毒棉球或棉签、硅化玻璃试管或塑料管、试管架、离心机、加样枪、吸头、秒表、水浴箱。

2. 试剂 ①109mmol/L 枸橼酸钠溶液或 109mmol/L 枸橼酸钠抗凝管。②蒸馏水。③Fg 试剂(含凝血酶):多为干粉试剂。④Fg 参比血浆:为正常人混合冻干血浆。⑤配套质控品:为冻干血浆,分正常值、低值两种。⑥巴比妥缓冲液(BBS):取巴比妥钠 5.875g,氯化钠 7.335g,溶于 750ml 蒸馏水中,加入 0.1mol/L 盐酸 215ml,调节 pH 至 7.35,加水至 1000ml。

3. 标本 枸橼酸钠抗凝静脉血。

【实验步骤】

1. 采血并分离血浆 同 PT 测定。

2. 溶解 Fg 试剂及冻干血浆 干粉试剂、参比血浆、质控品血浆从冰箱取出,平衡至室温 20~25℃,按照说明书的要求加入蒸馏水溶解,混匀,室温静置 15 分钟。

3. 制备标准曲线

(1) 稀释参比血浆:用 BBS 将溶解后的参比血浆分别按 1:5、1:10、1:15、1:20、1:40 稀释,计算出各稀释倍数的 Fg 浓度(g/L)。

(2) 加标本并温育:取不同浓度的参比血浆 0.2ml 于试管中,置 37℃水浴中温育 2 分钟。

(3) 加试剂计时:于试管中加入 Fg 试剂 0.1ml,混匀并立即计时。

(4) 观察结果:不断小角度(约 30°)地倾斜试管,观察到试管内液体出现凝固时,停止计时,记录时间。

(5) 复检:重复测定 1 次,取其平均值。

(6) 绘制标准曲线:以各稀释倍数的 Fg 浓度(g/L)为横坐标,凝固时间(秒)为纵坐标,在双对数坐标纸上绘出标准曲线。

4. 检测待检血浆

(1) 稀释待检血浆:将待检血浆用 BBS 进行 10 倍稀释。

(2) 加标本并温育:取已稀释待检血浆 0.2ml 于试管中,置 37℃水浴中温育 2 分钟。

(3) 加试剂计时:于试管中加入 Fg 试剂 0.1ml,混匀并立即计时。

(4) 观察结果:不断小角度(约 30°)地倾斜试管,观察到试管内液体出现凝固时,停止计时,记录时间。

(5) 复检:重复测定 1 次,取其平均值。

(6) 读取 Fg 浓度:根据凝固时间查标准曲线,可获得待检血浆 Fg 浓度。

5. 结果报告 X.XX g/L。

【参考区间】

成人:2.00~4.00g/L;新生儿:1.25~3.00g/L。

【注意事项】

1. 试剂

(1) Fg 试剂:Fg 试剂复溶后,置于 4~8℃环境中可保存 2 天;使用不同批号的 Fg 试剂,应该重新制备标准曲线。

(2) 参比血浆:凝血酶法对参比血浆要求高,必须保证冻干参比血浆的质量。

2. 操作

(1) 乏血小板血浆制备:按照离心条件分离血浆,务必除去血小板。

(2) 溶解 Fg 试剂及冻干血浆:干粉试剂、冻干血浆从冰箱取出,温度应先平衡至室温,加入蒸馏水的量要准确,溶解要充分。

(3) 标本稀释:稀释倍数必须准确。

（4）结果观察：正确倾斜试管并准确判断血浆凝固终点（纤维蛋白形成）是记录凝固时间的关键。

（5）重复测定：若2次测定，其凝固时间相差>0.5秒，则需要再测定1次，取3次结果的平均值。

（6）重新测定的标本：Fg含量高于4.0g/L或低于0.8g/L的血浆必须按适当比例进行稀释，并重新测定。

3. 其他

（1）室内质控：在相同条件下，首先测定正常值、低值两种质控品，其结果在允许范围内，才能测定标本。

（2）分析结果：对于与临床诊断不符合的测定结果，必须使用其他测定方法复检。例如，当待检者标本检测结果假性降低或测不出时，标本中可能存在异常纤维蛋白原、FDP和肝素、类肝素抗凝物质等，需用PT衍生法等方法检测。

实验二十一　血浆D-二聚体测定

【实验目的】

掌握胶乳凝集法血浆D-二聚体（D-D）测定的方法和注意事项。

【实验原理】

待检血浆中的D-D与包被在胶乳颗粒上的抗D-D抗体发生抗原抗体反应，当血浆中D-D的浓度超过或等于500μg/L时，出现肉眼可见的凝集。根据待检血浆的稀释度可计算出血浆中D-D的含量。

【实验材料】

1. 器材　一次性塑料注射器、压脉带（止血带）、碘伏、消毒棉球或棉签、硅化玻璃试管或塑料管、试管架、离心机、加样枪、吸头、秒表、专用纸片板、搅拌棒。

2. 试剂　109mmol/L枸橼酸钠溶液或109mmol/L枸橼酸钠抗凝管，包被有抗D-D抗体的胶乳颗粒悬浮液试剂，配套质控品，D-D阴性、阳性对照，pH 8.2的甘氨酸缓冲液。

3. 标本　枸橼酸钠抗凝静脉血。

【实验步骤】

1. 采血并分离血浆　同PT测定。

2. 试剂及质控品温度平衡　从冰箱取出，温度平衡至室温20～25℃。

3. 测定

（1）加标本：吸取D-D阴性、阳性对照和待检血浆各15μl，加于已编号专用纸片板相邻的环行圈内。

（2）加试剂：于每个环行圈内加入经混匀的胶乳颗粒悬浮液试剂15μl，用搅拌棒将标本与试剂混匀，轻轻摇动纸片板3分钟。

（3）观察结果：在5分钟内观察结果。D-D阴性、阳性对照和待检血浆对照比较，若待检血浆、D-D阴性对照无凝集，则待检血浆D-D阴性（D-D值<500μg/L）；若待检血浆和D-D阳性对照有凝集，D-D阴性对照无凝集，则为待检血浆D-D阳性（D-D值>500μg/L）。若阳性，则根据凝集程度进一步将待检血浆用缓冲液作1:2、1:4、1:8、1:16等倍比稀释，再做测定，以发生凝集反应最高稀释度为最终结果。

4. 结果报告　本法临界检出阈值为500μg/L，如待检血浆最高稀释度1:4为阳性时，则其D-D含量为500×4=2000μg/L。

【参考区间】

阴性（<500μg/L）。

【注意事项】

1. 器材 专用纸片板应保持清洁干燥。

2. 试剂 包被有抗 D-D 抗体的胶乳颗粒悬浮液试剂应置于 4~8℃保存,切勿冻结,使用前从冰箱中取出,平衡至室温。

3. 操作

(1) 加试剂:试剂加入前应轻轻混匀充分,并且加至环行圈内标本旁边,再用搅拌棒将标本与试剂充分混匀,混匀后液体厚度要适宜,液体不能超出环行圈。

(2) 测定室温:应保持在 20~25℃,若测定环境低于 20℃时,应延长 1~2 分钟观察结果。

(3) 观察结果:应在 5 分钟内观察结果,并在适宜的光线背景下观察。

4. 其他

(1) D-D 阴性、阳性对照质控品与待测血浆同时检测,以保证测定结果的可靠性。

(2) 待测血浆中存在高浓度类风湿因子时,可致本试验呈假阳性反应。

(林发全)

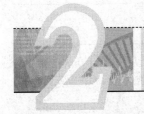

第二章

血细胞分析仪检验

实验一 血细胞分析仪的使用和结果分析

一、三分群血细胞分析仪的使用和结果分析

【实验目的】

掌握三分群型血细胞分析仪的原理、操作方法、结果分析、注意事项及参数的临床应用。

【实验原理】

以电阻抗型仪器为例。

1. 细胞计数 定量血液经等渗电解质溶液（稀释液）按一定比例稀释，由于血细胞具有相对非导电性质，当悬浮在电解质溶液中的血细胞通过仪器的计数微孔时，可引起小孔内、外电压的变化，形成与血细胞数量相当、体积大小相应的脉冲信号。经计算机处理后得到各类血细胞数量，并根据体积大小间接区分出细胞群和各种细胞的体积分布直方图（图 2-1）。

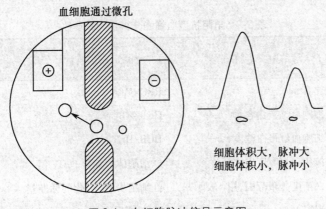

血细胞通过微孔

细胞体积大，脉冲大
细胞体积小，脉冲小

图 2-1 血细胞脉冲信号示意图

2. 血红蛋白（Hb）测定 大多数仪器采用十二烷基硫酸钠-Hb（SDS-Hb）法测定血红蛋白。被稀释的血液中加入溶血转化液后释放出血红蛋白，与其中的十二烷基硫酸钠（SDS）结合形成血红蛋白衍生物，特定波长下测定的光密度值大小与液体中血红蛋白的含量成正比，通过计算得出全血中血红蛋白浓度。SDS-Hb 与 HiCN 吸收光谱相似，能满足实验的精确性、准确性要求。

3. 白细胞分群 标本中加入特定的溶血剂，红细胞溶血的同时使白细胞膜表面产生小孔，细胞失水而皱缩，皱缩后的细胞大小是细胞核与胞质中颗粒成分及细胞膜的总和，并使各种类型白细胞之间的体积差异增大，便于各种白细胞的分群。血细胞分析仪根据改造后细胞体积的大小，将范围为 35～450fl 的白细胞分成大、中、小三个群体，并显示出体积分布直方图（表 2-1，图 2-2）。根据各群面积占总面积的比例，计算出白细胞各亚群的百分率和绝对值。

表2-1　电阻抗型血细胞分析仪的白细胞三分群特性

细胞群(区)	体积(fl)	主要细胞	脱水后特点
小细胞群(区)	35～90	淋巴细胞	单个核细胞,核小,无颗粒或偶有颗粒,细胞小
中等大小细胞群(区)	90～160	单核细胞、嗜酸性粒细胞、嗜碱性粒细胞、幼稚细胞	单个核细胞或核分叶少,颗粒细小、稀疏,细胞中等大小
大细胞群(区)	>160	中性粒细胞	核分叶多,颗粒多,细胞大

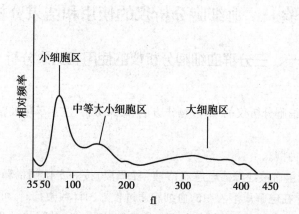

图2-2　三分群血细胞分析仪白细胞体积分布直方图

4. 参数　通过计算得出(表2-2)。

表2-2　电阻抗型血细胞分析仪计算参数

参数英文名称	参数中文名称	测定原理或计算公式	报告单位
HCT	血细胞比容	RBC×MCV	% 或 L/L
MCH	平均红细胞血红蛋白含量	HGB/RBC	pg
MCHC	平均红细胞血红蛋白浓度	HGB/HCT	g/L
RDW	红细胞体积分布宽度	红细胞体积变化的 CV 值	%(CV),fl(s)
HDW	血红蛋白浓度分布范围,用 s 表示	红细胞内 Hb 变化的标准差	g/L
PCT	血小板比容	PLT×MPV	% 或 L/L
PDW	血小板体积分布宽度	血小板体积变化的 CV 值	%
PLCR	体积≥12fl 的血小板比率	≥12fl 的血小板数/血小板总数	%

【实验材料】

1. 器材　全自动或半自动三分群血细胞分析仪。

2. 试剂　血细胞分析仪配套试剂及全血质控物等。

3. 标本　EDTA-K$_2$ 抗凝静脉血。

【实验步骤】

1. 标本准备

(1) 抗凝静脉血:EDTA-K$_2$ 抗凝静脉血适合各类血细胞分析仪。

(2) 外周血:适合预稀释半自动血细胞分析仪或婴幼儿采血,将一定量的血液加入定量稀释液的测量杯中,严格掌握溶血剂用量及溶血时间,尽快测定分析。另推制一张外周血涂片备用。

2. 准备仪器

（1）开机前准备：按仪器说明检查稀释液、溶血液和废液瓶等装置的连接和通讯接口。

（2）开启电源：仪器开始自检过程。

（3）检测空白本底：自检通过后仪器充液进行空白本底测试，空白测试符合仪器说明书的要求后进行下一步操作。

3. 测定质控物　使用仪器配套的高、中、低值全血质控物测试仪器，其结果应在质控物所标示靶值的 ±2s 之内。质控物测定结果要记录于专用登记本上。如果仪器有质控功能，根据操作的菜单提示在质控子菜单下测定质控物，结果将自动记录于质控文件内，并绘出质控图。

4. 测定血液标本　充分混匀血液标本或预稀释样品，按进样键，仪器吸样后自动完成各项测试，屏幕显示并打印出各项参数、直方图和报警（符号或文字）。

5. 结果报告

（1）参数：①白细胞参数包括白细胞总数，大、中、小三群细胞的百分比和绝对值。②红细胞参数包括红细胞、血红蛋白的各类定量参数。③血小板参数包括数量、体积等。

（2）直方图：红细胞、白细胞和血小板直方图（图2-3）。

（3）报警：如果标本有异常，包括数量、分类以及仪器故障，报告单上会有相应符号或"flag"提示，参阅每台仪器的说明书。

【注意事项】

1. 环境要求　血细胞分析仪属高精度设备，室内温度应保持在 15～25℃，相对湿度应<80%。防止电磁波干扰，不能使用磁饱和稳压器，仪器应有良好的接地装置。

2. 抗凝剂　使用 ICSH 推荐的 EDTA-K_2，终浓度为 1.5～2.0mg/ml 血。不能使用肝素抗凝，因肝素影响白细胞和血小板的测定。

3. 采血要求　操作顺利，抗凝迅速而且完全，标本中不能有小凝块和纤维蛋白丝。特别是末梢血标本，血液的采集和稀释过程是影响数据准确性的重要因素。

4. 特殊标本　①肝病患者和新生儿的红细胞对溶血剂有很强的抵抗作用，可导致白细胞计数结果假性偏高和血红蛋白测定结果假性偏低。②高白细胞标本，应校正红细胞测定值，同时过多的白细胞也会干扰血红蛋白测定的光密度，影响血红蛋白结果。

5. 稀释液、溶血液　最好使用与仪器型号对应的原装试剂，兼容试剂使用前要进行比对试验，

No.		437
Date	2/27/07	9:15
Mode	Whole Blood	
WBC	3.6	×10⁹/L
RBC	−2.19	×10¹²/L
HGB	−70	g/L
HCT	−0.212	
MCV	96.8	fl
MCH	32.0	pg
MCHC	330	g/L
PLT	181	×10⁹/L

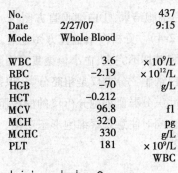

W-SCR	0.242	
W-MCR	0.086	
W-LCR	0.672	
W-SCC	0.9	×10⁹/L
W-MCC	0.3	×10⁹/L
W-LCC	2.4	×10⁹/L

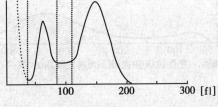

RDW-SD	44.5	fl

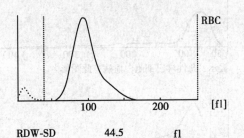

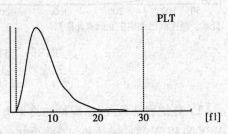

PDW	9.9	fl
MPV	−8.8	fl
P-LCR	0.165	

图2-3　三分群血细胞分析仪报告单

39

所有试剂要在有效期内使用。

6. 测试要求 标本应于4小时内在血细胞分析仪上测试完毕,其间血液标本置于室温,不宜在冰箱保存,原因是低温会使血小板计数值降低。测定过程中仪器有故障报警时应查找原因,清除故障后重新测试。有提示信息时要注意提示内容,具体分析所测数据是否可用。

7. 仪器要求 要熟悉仪器性能,严格按照操作手册进行操作和维护、保养。新安装的或维修过的旧仪器一定要进行校准和性能评价后才可用于临床样本分析。

8. 质量控制要求 开展室内质控,定期参加室间质评或实验室间能力比对试验。室内质控频度至少每天一次,标本量大的实验室可依一定标本量间隔适度增加,否则,一旦血细胞分析仪出现问题,将可能造成整批标本结果错误。

9. 结果分析

(1) 白细胞结果:①白细胞直方图:仅能作为"正常"和"异常"标本的初筛和提示,并无诊断意义(图2-4)。分析白细胞直方图还有助于判断白细胞计数是否受到其他因素的干扰和影响,如红细胞破坏不完全、血小板聚集成团等,此时会造成白细胞值假性偏高(图2-5)。②根据仪器原理,白细胞三分群仅是粗略分类,识别的是"改造"以后的细胞,不能和外周血真实白细胞相吻合,因此三分群细胞分析仪的白细胞分群结果不能等同于白细胞分类,白细胞分类须进行人工镜检,同时注意观察细胞形态变化。

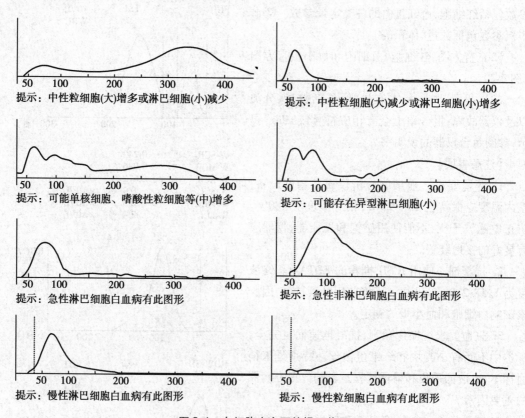

图2-4 白细胞直方图的提示作用
大:大细胞群;中:中等大小细胞群;小:小细胞群

(2) 红细胞结果:红细胞检测结果有助于分析红细胞性质、状态和红细胞疾病的诊断。①MCV 和 RDW:两个参数相结合作为贫血的分类依据,可将贫血分为6种类型(表2-3)。②红细胞直方图:有助于贫血的诊断(如缺铁性贫血、巨幼细胞贫血和铁粒幼细胞贫血)及疗效观察(图2-6)。分析红细胞直方图时,应注意观察直方图峰的位置、峰底开口宽度、峰顶形状及有无双峰现象。③红细胞参数和直方图不能完全代替显微镜下对红细胞形态和细胞内容物的观察。

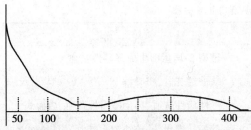

红细胞溶解不完全干扰：小细胞区左侧出现
与Y轴相交的峰

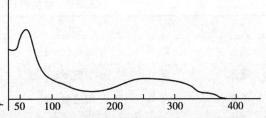

冷凝集素干扰：引起红细胞凝集且不易被溶血剂破坏，
小细胞区左侧出现与Y轴相交的峰

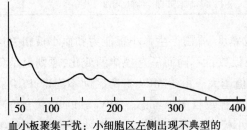

血小板聚集干扰：小细胞区左侧出现不典型的
与Y轴相交的峰

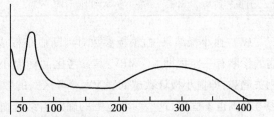

较多巨大血小板干扰：小细胞区左侧出现不典型的
与Y轴相交的峰

图 2-5　干扰因素致白细胞直方图改变

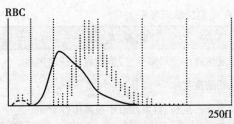

缺铁性贫血直方图特征：主峰左移，峰底变宽，
显示有小细胞不均一性红细胞

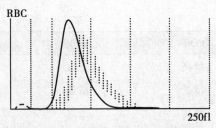

轻型珠蛋白生成障碍性贫血直方图特征：
曲线峰左移，峰底较窄，显示有小细胞均
一性红细胞

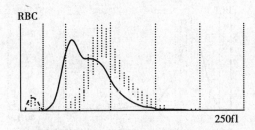

铁粒幼细胞贫血直方图特征："双峰"形，
峰底明显变宽，说明有大小两群红细胞

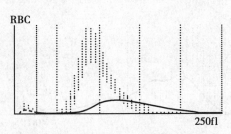

巨幼细胞贫血直方图特征：曲线顶点较低、
主峰平坦右移，峰底明显变宽，显示有大细胞
不均一性红细胞

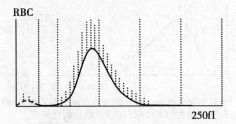

急性失血性贫血直方图特征：主峰变低，其他
与正常红细胞直方图基本一致

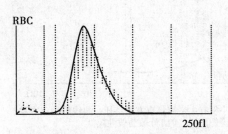

健康人红细胞直方图特征：两侧基本对称的
正态曲线，主峰顶点较高，峰底较窄

图 2-6　各类红细胞直方图

图中虚线为正常拟合曲线

表 2-3 贫血的 RDW 和 MCV 分类

MCV	RDW	分类	临床意义
减低	正常	小细胞均一性	轻型 β-珠蛋白生成障碍性贫血
减低	升高	小细胞不均一性	缺铁性贫血、HbH 病
正常	正常	正细胞均一性	慢性病性贫血、再生障碍性贫血、白血病
正常	升高	正细胞不均一性	骨髓纤维化、铁粒幼细胞贫血
升高	正常	大细胞均一性	骨髓增生异常综合征、再生障碍性贫血
升高	升高	大细胞不均一性	巨幼细胞贫血、恶性贫血

（3）血小板结果：血小板参数对判断血小板成熟度、骨髓产生血小板能力和血小板相关疾病的诊断有一定帮助。①MPV：其参考区间随血小板数目不同而呈有规律的变化，原则上呈负相关趋势，即血小板计数越低，MPV 参考区间的数值越大。由于 MPV 参考区间不固定，PCT 的参考范围也不固定，这些参考范围的确定需结合血小板数目多少考虑。MPV 与 PDW 联合检测的临床意义见表 2-4。②血小板直方图：有助于血小板计数的质量控制，如血小板聚集、小红细胞或细胞碎片干扰等（图 2-7）。对于与正常血小板直方图不能拟合的标本，一定要显微镜镜检，分析原因。因抗凝不当引起的血小板聚集，要重取标本测定。

表 2-4 MPV 与 PDW 检测的临床意义

PDW	MPV	临床意义
增高	正常	原发性血小板增多症、反应性血小板增多症
减低	减低	巨幼细胞贫血
增高	增高	粒细胞白血病、特发性血小板减少性紫癜
减低	增高	再生障碍性贫血

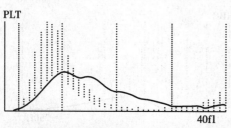

大血小板增多直方图特征：
曲线峰顶点右移，曲线右侧底部抬高

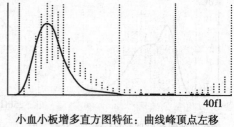

小血小板增多直方图特征：曲线峰顶点左移

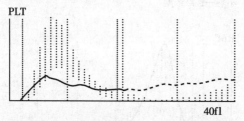

血小板有大量聚集直方图特征：曲线峰顶点右移、变得低而平，PLT计数会假性减低

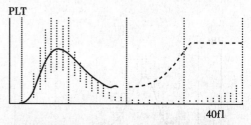

小红细胞干扰血小板计数的直方图特征：曲线峰的右侧以较大斜率抬起，PLT计数会假性升高

图 2-7 各类血小板直方图
图中虚线为正常拟合曲线

二、五分类血细胞分析仪的使用和结果分析

【实验目的】

掌握五分类型血细胞分析仪的原理,熟悉其操作方法、结果分析及参数的临床应用。

【实验原理】

1. 细胞计数及体积测定　同三分群血细胞分析仪。

2. 血红蛋白测定　同三分群血细胞分析仪。

3. 白细胞五分类计数　白细胞五分类原理比较复杂,不同型号的仪器所采用的技术也不尽相同,但目的都是尽可能精确地把五种类型白细胞分离开(表2-5)。

表2-5　白细胞五分类计数原理

方　　法	原　　理
多角度激光散射法(图2-8)	前向散射光:反映细胞体积大小(WBC/BASO 通道)
	侧向散射光:反映细胞内含物的多少和性质,特别是细胞核/质复杂程度和颗粒(DIFF 及 WBC/BASO 通道)
	侧向荧光强度:与细胞内 DNA 和 RNA 的含量有关(DIFF 通道)
容量、电导、光散射(VCS)分类法	V:利用电阻抗法测量细胞体积
	C:电导性测量细胞核、核质比、细胞内颗粒大小和密度
	S:光散射区别细胞颗粒的构型和颗粒质量
阻抗和射频法	①Neu:溶解、萎缩 Neu 以外的所有细胞,然后计数
	②Bas:溶解、萎缩其他细胞得到 Bas 数量
	③Lym、Mon、粒细胞(包括 N、E、B):采用电阻抗和射频联合检测
	④幼稚细胞:基于幼稚细胞膜上脂质比成熟细胞少的特征检测
多角度偏振光散射分类法(MAPSS)	①0°前角光散射:粗略测定细胞大小
	②10°狭角光散射:测细胞结构及其复杂性相对指征
	③90°垂直光散射:主要对细胞内部颗粒和细胞分叶进行测量
	④90°偏振光散射:将嗜酸性粒细胞从中性粒细胞和其他细胞中分离出来
光散射与细胞化学联合分类法	①过氧化物酶染色:过氧化物酶活性依次为:E>N>M>L、B(无酶活性)
	②光散射:细胞体积大小
	③特殊的嗜碱性粒细胞稀释液处理,计数嗜碱性粒细胞

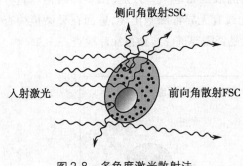

图2-8　多角度激光散射法白细胞五分类原理

侧向角散射SSC

入射激光　　前向角散射FSC

4. 网织红细胞计数与分类　荧光染料(如吖啶橙、哌若宁-Y、噻唑橙等)能与网织红细胞内的 RNA 结合,单个细胞流通过特定波长的检测激光束时发出荧光,根据发荧光细胞的数量可精确测定网织红细胞占成熟红细胞的百分率(Ret%)。用激发的荧光强度(反映细胞内 RNA 的含量)和前向散射光强度(反映细胞大小)分别作为 x 轴和 y 轴两个变量描记二维坐标散点图,由此坐标区分出标本中血小板、红细胞和网织红细胞的区域。根据荧光强度可将网织红细胞分成低荧光强度网织红细胞(LFR)、中荧光强度网织红细胞(MFR)和高荧光强度网织红细胞(HFR)三类。

【实验材料】

1. 器材　全自动五分类型血细胞分析仪。

2. 试剂　血细胞分析仪配套试剂等。

3. 标本　EDTA-K$_2$ 抗凝静脉血。

【实验步骤】

开机准备、质控品测定、标本测定的操作基本同三分群血细胞分析仪,五分类血细胞分析仪的报告内容更加丰富,白细胞分类图形显示为更直观的散点图(图2-9),有些仪器还能显示网织红细胞参数和分类图形。

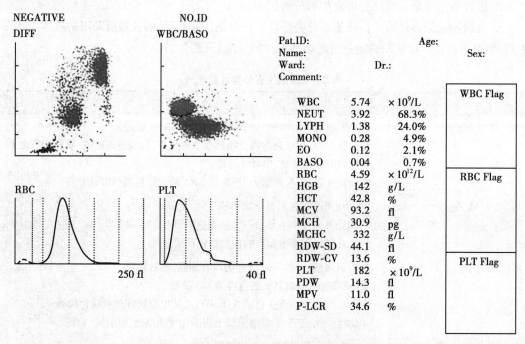

图 2-9　五分类血细胞分析仪内载打印报告单

【注意事项】

1. 结果分析

(1) 白细胞:①五分类血细胞分析仪的检测结果也只能当作一种过筛手段,不能取代手工显微镜下分类。2005年,著名血液检验专家 Berend Houwen 提出了显微镜复检的41条建议性标准,各实验室应结合自身情况修订并执行。②白细胞分类散点图:不同型号血细胞分析仪所用技术、试剂、测试细胞的组合方式均不一致,所绘出的散点图也千差万别(图2-10),但与直方图相比,散点图更为明确地提出某类细胞的比例变化或有无异常细胞出现,进而在显微镜检查中投入较多精力注意这些变化,或在体检人群中筛选是否需要进一步做血涂片检查。

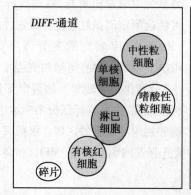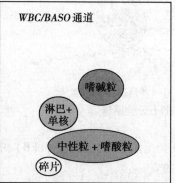

图 2-10　多角度激光散射法白细胞分类散点图

（2）红细胞：①直方图同三分群仪器。②网织红细胞：血细胞分析仪根据荧光强度，更加细致地将网织红细胞分为 LFR、MFR、HFR 三部分，越早期的网织红细胞显示荧光越强，完全成熟红细胞没有荧光（图 2-11）。

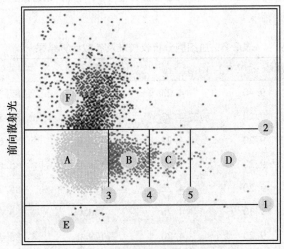

图 2-11　网织红细胞分类散点图

A. 成熟红细胞（RBC）区；B. 低荧光强度网织红细胞（LFR）区；C. 中等荧光强度网织红细胞（MFR）区；D. 高荧光强度网织红细胞（HFR）区；E. 血小板（PLT）区；F. 偶然事件区

（3）血小板：直方图同三分群仪器。

2. 其他　同三分群血细胞分析仪。

实验二　血细胞分析仪的校准、性能评价和比对

一、血细胞分析仪的校准

【实验目的】

掌握血细胞分析仪的校准方法。

【实验原理】

根据仪器分析偏差的允许范围，用新鲜全血或国家认证的与相应血细胞分析仪配套的商品全血校准物对血细胞分析仪的主要项目（RBC、HGB、HCT 或 MCV、WBC、PLT）进行校准。

【实验材料】

1. 器材　待校准的血细胞分析仪。

2. 试剂

（1）国家认证的商品全血校准物：使用中国国家食品药品监督管理总局注册登记的检测系统（包括血细胞分析仪、配套试剂和血细胞分析仪生产厂商规定的配套校准物），校准物由参考方法定值并已知测量不确定度。全血校准物应在有效期内使用，无变质或污染。

（2）血细胞分析仪配套试剂：包括稀释液、溶血剂、清洗液。

【操作步骤】

1. 血细胞分析仪的准备　①启动自动冲洗（或自检）功能，待仪器自动冲洗后，显示背景计数结果低于仪器说明书规定范围内。②血细胞分析仪性能验证（包括精密度）合格。

2. 校准物测定　①将校准物从冰箱内取出，室温静置15分钟后，按"正8反8平8"的原则反复颠倒混匀。即将校准物管口朝上置双手掌心,双手来回搓动8次;颠倒使校准物管口朝下置于掌心,来回搓动8次;水平放置校准物管于掌心来回搓动8次。然后将管底朝上,确认瓶底无沉积物。②连续测定11次校准物,用第2~11次测定结果计算。

举例:某实验室以商品全血校准物在血细胞分析仪上进行测定,第2~11次测定和参数计算结果见表2-6。

表2-6 血细胞分析仪校准及参数计算结果

测定次数	WBC($\times10^9$/L)	RBC($\times10^{12}$/L)	HGB(g/L)	MCV(fl)	PLT($\times10^9$/L)
2	9.40	4.23	128.0	85.3	202
3	9.20	4.23	128.0	85.5	210
4	9.20	4.23	128.0	85.6	204
5	9.20	4.25	128.0	85.6	202
6	9.20	4.22	129.0	85.7	205
7	9.30	4.26	130.0	85.6	200
8	9.20	4.20	129.0	85.4	199
9	9.20	4.26	129.0	85.6	208
10	9.20	4.23	128.0	85.6	205
11	9.20	4.20	129.0	85.6	213
平均值($\overline{X}$)	9.23	4.231	128.6	85.6	204.8
标准差(S)	0.067	0.021	0.7	0.118	4.44
变异系数(CV,%)	0.73	0.496	0.5	0.14	2.17
校准物定值*	9.00	4.24	129.0	86.2	198.0
差值绝对值	0.23	0.009	0.4	0.6	6.8
差值百分率(%)	+2.56	−21	−3	−7	+3.4
旧校准因子	1.000	1.000	1.000	1.000	1.000
新校准因子#	0.975	1.002	1.003	1.007	0.967

注:*按全血校准物提供的靶值;#新校准因子=(校准物定值/某仪器校准物测定均值)×旧校准因子

3. 校准结果评价

(1)精密度评价:用变异系数(CV)来评价精密度(表2-7),同时观察测定值有无趋向性(结果持续上升或下降)变化。如达不到表2-7所列标准,仪器应行检修后再进行校准。

表2-7 血细胞分析仪精度界限(CV,%)

分析参数	最佳精度	适当精度	最低精度
WBC	1.63	2.83	4.90
RBC	0.50	0.87	1.50
HGB	0.40	0.70	1.20
MCV	0.44	0.77	1.30
PLT	2.02	3.50	6.10

(2)准确度评价:商品全血校准物校准血细胞分析仪时,结果应按说明书提供的标准进行判断。如某血细胞分析仪全血校准物准确度判断标准见表2-8。

表2-8　某血细胞分析仪校准准确度判断标准

分析参数	差值绝对值		差值百分率（%）	
	第一列	第二列	第一列	第二列
WBC	$0.10×10^9$/L	$0.40×10^9$/L	1.25	5.00
RBC	$0.03×10^{12}$/L	$0.09×10^{12}$/L	0.70	2.00
HGB	1g/L	4g/L	0.78	2.00
MCV	1.00fl	2.00fl	1.18	2.50
PLT	$6.0×10^9$/L	$20.0×10^9$/L	2.70	9.00
MPV	0.50fl	2.00fl	5.00	20.00

校准结果的差值绝对值等于或小于第一列数值,仪器无需再校准;结果大于第二列数值,应寻找原因或请维修人员维修仪器后再校准;结果在第一列与第二列数值之间时,血细胞分析仪需要用校准系数校准。

4. 校准验证　新启封的1支校准物轻轻地反复混匀后,在校准后的血细胞分析仪上连续测定11次,计算2～11次测定结果均值,按表2-8模式列表计算后,再与表2-8数值对照,各参数校准结果的差值绝对值全部小于或等于第一列数值,表明仪器校准合格。

二、血细胞分析仪的性能评价

【实验目的】

掌握血细胞分析仪的性能评价方法。

【实验原理】

根据美国临床和实验室标准协会(CLSI)推荐的方法,对血细胞分析仪的性能进行评价。

【实验材料】

1. 器材　全自动或半自动血细胞分析仪,已校准的刻度吸管。

2. 试剂　血细胞分析仪配套试剂(稀释液、溶血剂、清洗液)。

【评价指标】

1. 稀释效果　评价测定值与稀释倍数是否成比例关系,分析测量区间越宽越好。用自身乏血小板血浆稀释浓缩细胞得到各种稀释度标本。稀释浓度分别为100%、90%、80%、…、10%。10%代表1体积浓缩细胞加入9体积血浆。稀释效果测定一般应包括红细胞、血红蛋白、白细胞、血小板4项。

2. 精密度　精密度无法直接测定,以不精密度,即变异系数(CV)来表示。

(1) 批内及批间精密度:覆盖整个病理范围,即高值、正常值和低值范围的3批样本测定。每批标本不少于20例,每批标本应在较短时间内检测完成,进行数据统计,分析每项参数的变异系数(CV)大小。

(2) 总精密度(总重复性):随机选择20份以上高至低值标本测定各项参数后,分别放置不同时间(如2小时、4小时)再测定。以白细胞计数为例,为简便计算,在此以4份标本随机重复3次计数白细胞($×10^9$/L),实验数据按表2-9方式记录和统计分析。

$$全部总和=16.7+8.8+21.9+18.3=65.7$$

$$均值=65.7/12=5.475$$

设样本数为u(此例为4),重复测定次数为n(此例为3),则

$$重复试验 SSQ=(\sum 各测定值)^2-\sum(小计)^2/n$$

$$= 390.43 - 1170.83/3$$

$$= 0.15333$$

$$总重复性\ CV = \frac{\sqrt{批间\ SSQ/u(n-1)}}{均值} \times 100\%$$

$$= \frac{\sqrt{0.15333/4(3-1)}}{5.475} \times 100\%$$

$$= 2.529\%$$

其他分析参数均按上例白细胞评价方法进行统计分析。

表2-9 白细胞计数总精密度评价结果

样本号	测定值			小计
	一次	二次	三次	
1	5.6	5.7	5.4	16.7
2	3.0	2.9	2.9	8.8
3	7.4	7.3	7.2	21.9
4	6.1	6.3	6.3	18.3

3. 携带污染 评价前测定足够数量的样本,使血细胞分析仪稳定。评价时,连续测定1份高值样本3次(结果记录为h_1、h_2、h_3),随后立即测定1份低值样本3次(结果记录为l_1、l_2、l_3),用下述公式计算携带污染率,携带污染率一般应<3%,大部分全自动血细胞分析仪已能达到<1%。

$$携带污染率(\%) = \frac{l_1 - l_3}{h_3 - l_3} \times 100\%$$

以红细胞为例:测定3次高值样本红细胞,结果分别为6.28、6.27、6.30($\times 10^{12}/L$);低值样本结果分别为0.74、0.52、0.49($\times 10^{12}/L$)。

$$携带污染率(\%) = \frac{0.74 - 0.49}{6.30 - 0.49} \times 100\% = 4.30\%$$

4. 可比性 随机选择20份以上覆盖整个病理范围的高至低值标本,用血细胞分析仪和常规方法测定各项参数。以仪器测定结果为y,常规测定结果为x作图并对数据进行统计。配对t检验线性回归分析更能显示出血细胞分析仪和常规方法之间存在的差别。不宜使用相关系数,因为当两种方法存在偏差时,相关系数仍可较好,而不能敏锐地反映出问题。以血细胞比容测定为例,为简便计算,以5份样本分别用血细胞分析仪和微量法测定血细胞比容(表2-10)。

表2-10 血细胞比容(HCT)可比性评价结果

样本号	测定结果		差值
	仪器法(y)	微量HCT法(x)	($d = y - x$)
1	0.281	0.249	0.032
2	0.422	0.361	0.061
3	0.489	0.383	0.106
4	0.471	0.345	0.072
5	0.472	0.393	0.079

设样本数为 n(本例为5)则：

$$\sum d = 0.35, \sum d^2 = 0.027406, \bar{d} = \sum d/n = 0.35/5 = 0.07$$

$$s_d^2 = \frac{\sum d^2 - (\sum d \sum d/n)}{n-1} = \frac{0.027406 - (0.35 \times 0.07)}{5-1}$$

$$= 7.265 \times 10^4, s_d = 0.0269537$$

$$t = \bar{d} \times \frac{\sqrt{n}}{s_d} = 0.07 \times \frac{\sqrt{5}}{0.0269537} = 5.8072$$

自由度为 $n-1 = 4$，查 t 值表，$P < 0.01$，表明仪器分析与微量血细胞比容法测定 t 有显著差别。两者无可比性。

其他分析参数均按上例血细胞比容评价方法进行统计分析。当可比性出现差别时，应用参考方法和血细胞分析仪分析更多的样本去寻找原因。如果没有参考方法，则应选择被认为有足够准确度和精密度的方法去解释这种差别。

5. 准确度　准确度是指测定值与真实值之间的一致性。真值必须用决定方法或参考方法测得。血红蛋白、血细胞比容、红细胞计数、白细胞计数和白细胞分类计数可用 CLSI 推荐的参考方法与血细胞分析仪比较。准确度与可比性评价方法相同。

三、血细胞分析仪的比对

【实验目的】

掌握血细胞分析仪的比对方法和临床意义，了解同一实验室内不同品牌、型号的血细胞分析仪检测结果准确性和一致性的实施办法。

【实验原理】

使用比对试验来评价不同仪器检测项目(包括 WBC、RBC、HGB、HCT 和 PLT)的准确性和一致性。参照美国临床实验室改进修正案(Clinical Laboratory Improvement Amendment88，简称 CLIA'88)能力比对检验质量的要求，以其标准的 1/2 作为可接受误差，来判断 2 台或 2 台以上血细胞分析仪测定结果的可比性。

【实验材料】

1. 器材

(1) 参比血细胞分析仪：参比仪器指选择本实验室内技术性能最好的仪器，该仪器使用配套的校准物定期校正，有质量控制系统监控，并参加室间质评活动，各项目均在可接受范围之内。

(2) 需比对仪器：其他欲与其比较的仪器。

2. 试剂　EDTA-K_2 抗凝新鲜全血，仪器配套的稀释剂、溶血剂和清洁剂，质控品(为仪器配套产品，并在使用效期内，同时无变质或污染)。

【实验步骤】

1. 按 CLSI 文件 EP9-A 比对法

(1) 每日随机选取 8 份样本(应包括高、中、低值)，分别用各台仪器按常规样本测定各项参数，每份样本测定 2 次，样本排列的顺序为 1、2、3、4、5、6、7、8、8、7、6、5、4、3、2、1。连续测定 5 天，共计 40 份样本。

(2) 记录与统计：①记录统计结果(x_{ij} 和 y_{ij})，x_{ij} 为参比仪器测定值，y_{ij} 为待评价系统测定值，i 为测定样本的序号(1,2,3…40)，j 为同一样本同一天测定的次序。②数据处理：计算每个样本测定的均值($\bar{x_i}$ 和 $\bar{y_i}$)，样本重复测定结果间差值的绝对值(Dx_i 和 Dy_i)及两种方法测定结果间的均值差值($\bar{y_i} - \bar{x_i}$)。③制图：通过作图直观地分析线性是否良好、偏差大小如何、有无离群点等初步印象。a. 散点图：y 轴：参比仪器每样本双份测定的均值($\bar{y_i}$)；x 轴：需比对仪器每样本双份测定的均值($\overline{\chi_i}$)。b. 散点图:y 轴:参比仪器每次测定的值(y_{ij});x 轴:需比对仪器每样本双份测定的均值(x_{ij})。c. 偏差图:y 轴:每个样本两台仪器双份测定的均值差($\overline{y_i}-\overline{\chi_i}$);$x$ 轴:需比对仪器每样本双份测定的均值($\overline{\chi_i}$),以直线 $x=0$ 作为水平中线。d. 偏差图:y 轴:每个样本两台仪器每次测定的差($y_{ij}-x_{ij}$);x 轴:需比对仪器每样本双份测定的均值($\overline{\chi_i}$),以直线 $x=0$ 作为水平中线。

（3）目测线性关系:观察两台仪器间的线性关系。

（4）检查方法间的离群点:计算两种方法测定结果间均值差值($\overline{y_i}-\overline{\chi_i}$)的平均数,如两种方法测定结果间均值差值超出该平均数 4 倍时,则判断该样本为离群点,如离群点超过 1 时,整组数据应舍弃,寻找原因后重新进行评价。如离群点为 1 个,可以补充数据后重新进行统计。

（5）分析相关系数:用于检查 x 测定范围是否足够宽,要求 $r \geq 0.975$ 或 $r^2 \geq 0.95$。

（6）线性回归:用统计学方法评价回归图的相关性,斜率 b,y 轴截距 a 的计算。对需比对仪器和参比仪器进行回归和相关分析,求其相关系数 r 和回归方程 $y = bx+a$（表 2-11）。

表 2-11　参比仪器与测试仪器相关性的比较

项目	测定仪器一		测定仪器二	
	回归方程	r	回归方程	r
WBC	$y=1.161x-1.233$	0.999	$y=0.969x+0.505$	0.996
RBC	$y=1.046x-0.023$	0.999	$y=0.975x+0.505$	0.998
HGB	$y=1.035x-4.906$	0.999	$y=0.972x+5.276$	0.998
HCT	$y=1.100x+0.115$	0.998	$y=0.989x+2.861$	0.979
PLT	$y=1.148x-5.562$	0.997	$y=0.991x+1.645$	0.994

（7）根据测定结果的相对偏差来判断检测误差是否符合标准（表 2-12）。

$$相对偏差 = \frac{需比对仪器测定值-参比仪器测定值}{参比仪器测定值} \times 100\%$$

表 2-12　两测定仪器测定结果的相对偏差

项目	参比仪器测定值	测定仪器一		测定仪器二	
		需比对仪器测定值	相对偏差%	需比对仪器测定值	相对偏差%
WBC	9.65	9.37	-2.9	9.44	-2.2
RBC	4.14	3.98	-3.8	4.31	4.1
HGB	129.00	129.50	0.4	127.00	-1.5
HCT	38.30	34.80	-9.1	35.90	-6.3
PLT	259.00	230.00	-11.2	260.00	0.4

（8）核对可接受偏差标准:CLIA'88 对正常水平标本测定采用的误差标准如表 2-13 所示。

参照 CLIA'88 标准,也可制定出本实验室（或本科室）可接受偏差标准,如:WBC:8% ~ 10%,RBC:3% ~ 4%,HGB:3% ~ 4%,HCT:3% ~ 4%,PLT:10% ~ 15%。

预期相对偏差小于可接受偏差,说明需比对的仪器其测定结果在可接受范围内。反之为不可接受。

表 2-13　CLIA'88 对正常水平标本测定采用的误差标准

检测指标/水平	CLIA'88 误差标准	绝对值	1/2CLIA'88 误差标准
WBC(7.0×10^9/L)	±15%	±1.05×10^9/L	7.5%
RBC(4.00×10^{12}/L)	±6%	±0.24×10^{12}/L	3.0%
HGB(140g/L)	±7%	±9.8g/L	3.5%
HCT(0.42L/L)	±6%	±0.0252	3.0%
PLT(300×10^9/L)	±25%	±75×10^9/L	12.5%

2. 简易比对方法

（1）参比仪器和需比对仪器设置同 CLSI 文件 EP9-A 比对法。

（2）选择高、中、低浓度 3 份样本同时用各台仪器按常规样本测定的方法,测定其各项参数,每份样本测定 2 次,求其均值。

（3）核对可接受偏差标准同 CLSI 文件 EP9-A 比对法。

【注意事项】

1. 测试环境要求　室温:20～25℃,湿度:<80%。

2. 仪器要求　①参加比对的仪器内部各通道及测试杯均经清洁剂处理 30 分钟。②仪器的背景计数、重复性及携带污染率均符合要求,否则需请维修人员检修。③评价过程中各仪器须有质量控制保证,避免人为误差和仪器误差,以免影响比对的真实性。

3. 样品要求　比对的样品应包括低于参考范围的低限到高于参考范围的高限,分析浓度尽可能在报告的浓度范围内均匀分布。比对的样品尽可能在 6 小时内完成,每个样品作双份测定。

（张纪云）

第三章

血型与输血检验

实验一 ABO 血型鉴定

一、盐水介质法

【实验目的】

掌握盐水介质法 ABO 血型正定型试验的原理、操作方法、结果判断和注意事项。

【实验原理】

1. 正定型 在室温条件下,用已知的 IgM 标准血清与被检红细胞生理盐水悬液反应,根据红细胞是否出现凝集来测定被检细胞膜上有无与血型抗体相对应的抗原,从而判断和鉴定待检者血型。

2. 反定型 用已知的标准 A、B、O 型红细胞与被检者血清反应,若出现凝集反应,则证明被检者血清中存在与该红细胞抗原相对应的天然 IgM 类血型抗体,以此反证被检者红细胞上抗原的型别。

【实验材料】

1. 器材 小试管、载玻片、标记笔、蜡笔、滴管、台式离心机、显微镜等。

2. 试剂 生理盐水、抗 A、抗 B 试剂(单克隆抗体)、2%～5% 的 A 型(Ac)、B 型(Bc)和 O 型(Oc)标准红细胞悬液。

3. 标本 抗凝全血。

【操作步骤】

1. 试管法

(1) 正定型

1) 标本制备:①分离血浆:取标本,编号,以相对离心力 900g 离心 5 分钟,取上层血浆于试管中,标记。②洗涤红细胞:加入 1～2 倍体积的生理盐水于上述红细胞管中,混匀,洗涤,同上离心,弃去上清液。重复操作 2～3 次,末次洗涤后的上清液应清亮并完全弃去。③制备 2%～5% 红细胞悬液:取小试管 1 支,按表 3-1 的量加入洗涤后的压积红细胞和生理盐水,混匀,标记。

表 3-1 红细胞悬液的配制

红细胞浓度(%)	压积红细胞(μl)	盐水(ml)
1	50	4.0
2	50	2.0
5	50	0.8
10	50	0.4

2) 标记:取 2 支小试管,编号,分别标记抗 A、抗 B。

3) 加抗体:在标记抗 A 试管中加抗 A 1 滴,在标记抗 B 试管中加抗 B 1 滴。

4) 加待检红细胞悬液:在各管中分别加 1 滴待检 2%~5% 红细胞悬液,轻轻混匀。

5) 离心:以相对离心力 1000g 离心 15 秒。

6) 观察结果:先观察上清液有无溶血,再用中指轻轻弹摇试管,边弹边观察红细胞浮起程度、有无凝集现象及凝集程度。如肉眼观察见可疑凝集,取反应物于载玻片上,用低倍镜观察。记录观察结果。红细胞凝集强度判断标准见表 3-2,图 3-1。

表 3-2 试管法红细胞凝集程度的判断标准

判 断 标 准	凝集强度
红细胞凝集成结实大凝块,背景清晰透明,无游离红细胞	4+
红细胞凝集成数个凝块,背景尚清晰,极少游离红细胞	3+
红细胞凝块分散成许多中、小凝块,背景稍混浊,周围可见到游离红细胞	2+
肉眼可见大颗粒,背景混浊,镜下较多凝集,有较多游离红细胞	1+
肉眼观察无凝块,背景混浊,镜下可见大多数视野中有 6~8 个红细胞凝集在一起,有很多游离红细胞	±
镜下可见少数红细胞凝集,绝大多红细胞仍呈分散分布,凝集和散在红细胞混合	MF
轻摇试管,红细胞呈均匀悬液,镜下未见红细胞凝集,红细胞均匀分布	阴性

注:玻片法凝集强度结果判断标准相同。MF(mixed field):混合外观凝集

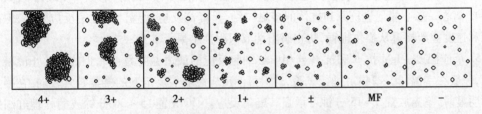

图 3-1 红细胞凝集反应凝集强度结果判断标准

(2) 反定型:取 3 支小试管,分别标记 Ac、Bc 和 Oc,于各管中分别加 1 滴受检者血浆(血清),再分别加入 1 滴和标记相对应标准的红细胞悬液,轻轻混匀。按照正定型法离心、观察结果。

(3) 判断结果:结合正、反定型结果,受检者红细胞 ABO 血型判断标准见表 3-3。

表 3-3 ABO 血型正反定型结果判定表

抗体+待检者红细胞 (正定型)		受检者血型	待检者血清(血浆)+标准红细胞 (反定型)		
抗 A	抗 B		Ac	Bc	Oc
+	−	A	−	+	−
−	+	B	+	−	−
−	−	O	+	+	−
+	+	AB	−	−	−

注:"+"为凝集或溶血,"−"为不凝集

(4) 报告结果:红细胞 ABO 血型鉴定:_____ 型(盐水介质试管法)。

2. 玻片法(正定型)

(1) 制备 10% 红细胞悬液:同试管法。

(2) 标记:取清洁玻片 1 块(或白瓷板 1 块),用蜡笔划成两个方格,标明抗 A、抗 B。

(3) 加抗体:分别用滴管滴加抗 A、抗 B 1 滴于相应的方格内。

(4) 加红细胞悬液:用滴管各加受检者 10% 红细胞悬液 1 滴于方格内。

（5）观察结果:室温下,将玻片(或白瓷板)不断轻轻转动,使血清与细胞充分混匀,放置1~5分钟,观察有无凝集(或溶血)反应,结果可疑时用低倍镜观察结果,或用试管法重新试验。

（6）判断结果:按表3-3判断血型结果。

（7）报告结果:红细胞 ABO 血型鉴定:_____型(盐水介质玻片法)。

【注意事项】

1. 方法　玻片法不适用于检验血清或血浆中 ABO 抗体,不适用于反定型,因此,该法一般用于初筛试验。试管法鉴定 ABO 血型时必须同时做正、反定型,两者结果一致才能报告结果。反定型意义在于:①能够复检正定型血型结果的准确性,纠正漏检、误报。②发现正定型难以发现的弱抗原亚型,如 AB_2 型,在正定型中因其 B 抗原较弱而常常被误定为 A 型。③能够纠正某些患者因疾病原因造成的红细胞抗原减弱所致血型错误。④能够排除获得性抗原(如类 B 抗原)和冷凝集现象对红细胞定型的干扰。⑤发现一些亚型中的不规则抗体。

2. 试剂　试剂从冰箱取出后应平衡至室温后再使用,用完后应立即放回 2~8℃ 环境保存,防止污染,并在有效期内使用,如抗体出现混浊或红细胞试剂出现变色、红细胞出现凝集或溶血,就不能再继续使用。标准红细胞配制,用 3 个健康人同型新鲜红细胞混合,用生理盐水洗涤,除去血清中的抗体及可溶性抗原,然后配成 2%~10% 的红细胞悬液。

3. 操作　一般应先加抗体(血浆或血清),后加红细胞悬液,以便核实是否漏加抗体(血浆或血清)。注意红细胞悬液与抗体(血浆)比例,滴管口径及加样(试剂)的倾斜度最好一致。

4. 离心　离心能促进抗原和抗体的接触与结合,提高反应敏感性和缩短反应时间,但离心时间和速度应严格遵从操作规程,防止假阳性或假阴性结果。

5. 反应温度　IgM 抗 A 和抗 B 与相应红细胞反应的最适温度为 4℃,但为了防止冷凝集的干扰,一般在室温(20~24℃)进行试验,37℃ 可使反应减弱。反定型的凝集常常较弱,在凝集结果不明显时,室温放置 5~15 分钟可增强其凝集反应。4℃ 放置 15~30 分钟或酶处理红细胞均可增强反应。

6. 结果观察　从离心套拿出试管时动作要轻,在观察结果前勿摇动试管。最好在日光灯下以白色为背景观察结果,注意上清液有无溶血,如发生溶血提示为强阳性反应,但也不排除其他原因引起溶血,应认真分析原因。反应弱,凝集结果很难观察时需要用显微镜检查。

7. 生物安全　所有血液样本以及与血液有接触的材料都视同传染性物质,操作时应按《实验室生物安全通用要求》(GB19489—2004)处理。

二、微柱凝胶血型卡法

【实验目的】

掌握微柱凝胶血型卡法血型鉴定的原理、操作方法、结果判断及注意事项。

【实验原理】

凝胶具有分子筛效应和亲和效应,在微柱凝胶介质中,红细胞抗原与相应的抗体结合,经低速离心,凝集的红细胞悬浮在凝胶上层,而未和抗体结合的红细胞则沉于凝胶底部(管底尖部)。试验在透明塑料卡上的凝胶管中进行。根据不同需要采用中性凝胶、特异性凝胶。在中性凝胶试验中,凝胶不含抗体,可用于检测 IgM 抗体和红细胞抗原的反应,主要用于 ABO 血型正、反定型等。在特异性凝胶中含有特异性血型抗体,可用于血型抗原检测。

【实验材料】

1. 器材　微量加样器、一次性吸头、微柱凝胶专用水平离心机、记号笔。

2. 试剂　特异性凝胶微卡(两孔分别含特异性抗 A、抗 B 抗体)、抗 A、抗 B 分型血清、2%~3% 的 A 型、B 型试剂红细胞生理盐水悬液、生理盐水。

3. 标本　抗凝全血。

【操作步骤】

1. 配制红细胞悬液　按试剂说明书要求,配制要求浓度的红细胞悬液。

2. 标记、加红细胞悬液　用记号笔在微柱血型卡上标记标本号。按试剂卡说明书要求,用微量加样器在标签有抗 A、抗 B 的微柱反应管内加一定量待检的红细胞悬液(正定型)。在标有 A、B 红细胞的微柱反应管内分别加一定量的 A、B 型红细胞悬液试剂(反定型)。在质控管中加一定量待检的红细胞悬液。

3. 加血浆、离心　按试剂卡说明书要求,在标有 A、B 红细胞的微柱反应管中央内加一定量的待检血浆(反定型)。按试剂卡说明书要求,在专用离心机水平离心。

4. 观察结果　取出凝胶微柱卡,肉眼观察。①阳性:对照反应管细胞沉淀在反应管底,检测管凝集块在胶上或胶中。②阴性:对照管和检验管的红细胞均沉淀在管底。③试验失败:质控红细胞在胶上或胶中,应重新试验。凝集强度判断见表3-4。

5. 判断结果　按表3-3判断血型结果。

6. 报告结果　红细胞 ABO 血型鉴定:＿＿＿＿＿＿＿型(微柱凝胶血型卡法)。

表3-4　红细胞凝集反应微柱凝集反应凝集强度结果判断

判 断 标 准	凝集强度
红细胞全部在柱的上面凝集,并形成一个环形带	4+
发生凝集的大部分红细胞位于凝胶上半部分,少部分位于凝集中部	3+
发生凝集的大部分红细胞位于凝胶柱中部,柱的底部也可见到少量红细胞	2+
发生凝集的大部分红细胞位于凝胶柱下半部分,柱的底部也可见到一些红细胞	1+
大部分凝集红细胞在柱的底部形成一个粗制而非平整的红细胞凝集带,凝集带上方有少量红细胞	±
少数凝集的红细胞位于柱上面,而绝大多数红细胞沉于柱底部	混合凝集
凝胶柱中液体出现明显红色	溶血反应
所有红细胞穿过凝胶颗粒间隙,沉积在柱的底部	阴性

【注意事项】

1. 血清标本　应完全去除纤维蛋白,在血型血清学试验中血浆标本建议用 EDTA-K$_2$ 或枸橼酸盐抗凝。标本应新鲜(血液采集后 2 ~ 8℃可保存 7 天),避免细菌污染或红细胞破碎引起假阳性。红细胞浓度按说明书要求。

2. 离心机　准确校准离心参数,一般使用微柱凝胶卡专用水平离心机。

3. 中性凝胶卡

(1) 可用于正、反定型,特异性凝胶卡只能用于正定型。

(2) 中性凝胶卡鉴定 ABO 血型时,先向反应腔内加入红细胞,后加血清(血浆)或抗体。加样量按试剂卡说明书要求(一般红细胞和血浆各加 50μl,因反应腔容积有限,加样不要太多)。加样时动作要轻,不要破坏凝胶面,抗体试剂或血浆要加在红细胞液面上。

(3) 微柱中可以是凝胶颗粒也可以是玻璃珠,同时还含有防腐剂叠氮钠、抗凝剂和增强剂等。卡中液体试剂的冷冻或蒸发都有可能影响未凝集红细胞通过凝胶颗粒而达到微柱底部。为避免试剂卡产生气泡,卡从冰箱取出后应平衡至室温才可使用。实验前检查凝胶卡封口是否完整,凝胶卡液面是否干涸(液面应高于凝胶),凝胶中是否有气泡,有上述情况则不能使用。

4. 假阳性　主要见于:①镰形红细胞和巨幼红细胞可致假阳性,因镰形红细胞变形能力降低,巨幼红细胞直径较大,二者均不易透过凝胶间隙。②严重感染的患者血中白细胞过多,堵塞了凝胶间隙,从而影响了红细胞的沉降,造成假阳性。③纤维蛋白原未完全除去的血清标本。④被污染的标本也可使红细胞浮于胶中或胶表面。⑤红细胞陈旧、破碎所致红细胞膜沉于胶中或胶表面,可造成弱阳性。

5. 假阴性 主要见于抗体过少、抗原抗体比例不合适、离心力过大、漏加抗体等。

6. 溶血反应 主要见于:

（1）实验操作错误或标本本身存在的问题:①低渗透压反应液。②温度过冷或过热。③被细菌等污染标本。④理化因素破坏红细胞。

（2）红细胞抗原抗体溶血反应:红细胞抗原抗体结合,可激活补体,使红细胞破坏。

实验二 A_1 和 A_2 亚型鉴定

【实验目的】

了解 A_1 和 A_2 亚型定型试验的原理、操作方法和结果判断。

【实验原理】

根据 ABO 血清学的特点,A 型和 AB 型可分为 A_1、A_2、A_1B 和 A_2B 四种亚型。抗 A 血清中含有抗 A 和抗 A_1 两种抗体,抗 A 可以凝集所有 A 型和 AB 型红细胞,而抗 A_1 只能与部分 A 型和 AB 型红细胞反应。据此,凡与抗 A_1 反应者鉴定为 A_1 或 A_1B 型,不与抗 A_1 反应而与抗 A 反应者被鉴定为 A_2 型或 A_2B 型。

【实验材料】

1. 器材 吸管、载玻片、玻璃棒、记号笔、显微镜。

2. 试剂 抗 A_1 分型血清、生理盐水、已知的 A_1 和 A_2 亚型 5% 红细胞生理盐水悬液。

3. 标本 抗凝全血。

【操作步骤】

1. 配制红细胞生理盐水悬液 同盐水介质法血型鉴定。

2. 标记试管、加抗体 取小号试管 3 支,分别标记待测管、A_1 和 A_2 管。各管中分别加入 A_1 血清 1 滴。

3. 加红细胞悬液、离心 在待测上述各试管中分别加受检者红细胞悬液、A_1 和 A_2 标准红细胞悬液各 1 滴,混匀。1000g 离心 15 秒。

4. 观察、判断结果 如 A_1 对照红细胞凝集而 A_2 对照红细胞不凝,则受检者红细胞凝集者为 A_1,不凝者为 A_2。

5. 报告结果 同盐水介质法。

【注意事项】

1. 新生儿 红细胞血型抗原较弱,不宜作亚型定型。

2. 操作 严格按操作规程或试剂盒说明书操作。

3. A_1 和 A_2 如 A_1 和 A_2 对照红细胞都凝集,表示抗 A_1 血清有问题。如 A_1 和 A_2 对照红细胞都不凝集,须延长观察时间,如果仍未凝集,也说明抗 A_1 血清有问题。

实验三 RhD 抗原鉴定

一、盐水介质法

【实验目的】

掌握红细胞表面 D 抗原检测的原理、操作方法及结果判断。

【实验原理】

单克隆 IgM 抗 D 试剂与红细胞上的 D 抗原反应,在盐水介质中可直接产生肉眼可见的凝集反应。

【实验材料】

1. 器材　小试管、记号笔、离心机。

2. 试剂　生理盐水,单克隆 IgM 抗 D 试剂,RhD 阳性、阴性 RBC。

3. 标本　抗凝血,配成 2%~5% 待检红细胞悬液。

【操作步骤】

1. 标记　取 3 支小试管,分别标记为待检管、阳性对照管、阴性对照管。

2. 加试剂　各管加入 1 滴抗 D 试剂。

3. 加红细胞悬液　在标记各管中分别对应加入 1 滴待检红细胞悬液、5% RhD 阳性和阴性红细胞悬液,混匀。

4. 离心　1000g 离心 15 秒(或按照试剂说明书要求进行)。

5. 观测结果　轻摇试管,肉眼或镜检观察红细胞有无凝集。

6. 判断结果　阳性管凝集,阴性管不凝集,待测管凝集为阳性,不凝集为阴性。

7. 报告结果　红细胞 Rh 血型鉴定 D 抗原_____性(盐水介质法)。

【注意事项】

1. 方法　可采用玻片法鉴定,红细胞浓度一般为 30%~50%,反应 2 分钟后观察结果。

2. Rh 定型　主要鉴定 D 抗原,定型时应按抗 D 血清试剂的使用说明进行,并注意必须有严格的对照试验,包括阴性对照、阳性对照和试剂对照试验。人体没有天然的抗 D 抗体,不需做反定型实验,也不能通过反定型验证 Rh 血型。

3. Rh 阴性确认试验　待检红细胞与抗 D 试剂在盐水介质中(如玻片法、试管法)不凝集,应进行 Rh 阴性确认试验,一般使用 3 种以上 IgG 抗 D 试剂进行间接抗球蛋白试验。如 3 种 IgG 抗 D 试剂抗球蛋白试验的结果均为阴性,即可判定为 Rh 阴性;如果抗球蛋白试验有一种或一种以上的 IgG 抗 D 试剂的结果为阳性,即可判定为 Rh 阳性,则该个体为弱 D 表型。

4. 部分弱 D 型个体　经输注 D 阳性红细胞后可能产生抗 D 抗体。所以受血者若为弱 D 型,应作 Rh 阴性处理,输注 Rh 阴性血液。供血者为弱 D 型者,其血液应作为 Rh 阳性血液。

二、酶 介 质 法

【实验目的】

掌握酶介质法 Rh 血型鉴定的原理、操作方法及结果判断。

【实验原理】

Rh 抗体属 IgG 型不完全抗体,不能在盐水中与相应红细胞发生凝集。酶(木瓜蛋白酶或菠萝蛋白酶)可破坏红细胞表面的唾液酸,降低其表面电荷,从而减少红细胞间排斥力,使红细胞之间的距离缩小。同时酶还可以部分地改变红细胞表面结构,使某些抗原得以暴露,促使 Rh 血型系统的抗原与相应的不完全抗体 IgG 抗体反应,从而使红细胞发生肉眼可见的凝集。

【实验材料】

1. 器材　试管、尖滴管、水浴箱、离心机、显微镜。

2. 试剂

(1) IgG 型抗 D 标准血清(效价>1:64)。

(2) 1% 木瓜蛋白酶(或菠萝蛋白酶)溶液:称取木瓜蛋白酶(或菠萝蛋白酶)1.0g 溶于 0.067mol/L 磷酸盐缓冲液(pH 5.5)100ml 中。

(3) 0.067mol/L 磷酸盐缓冲液(pH 5.5):0.067mol/L Na_2HPO_4 5ml 和 0.067mol/L KH_2PO_4 95ml 混合。

(4) 5% D 阳性和 D 阴性红细胞生理盐水悬液。

（5）生理盐水。

3. 标本　抗凝血。

【操作步骤】

1. 标记　取 3 支试管,标记为待检样本管、阳性对照管、阴性对照管。

2. 加样　见表3-5。

表3-5　RhD 鉴定酶介质直接法

反应物(滴)	5%待检红细胞悬液	5% RhD 阳性红细胞悬液	5% RhD 阴性红细胞悬液	IgG 抗 D	1% 木瓜蛋白酶溶液
待检样本管	1			1	2
阳性对照管		1		1	2
阴性对照管			1	1	2

3. 水浴、离心　混匀,置 37℃ 水浴 15～30 分钟后,1000g 离心 15 秒(或按照试剂说明书要求进行)。

4. 观察结果　轻摇试管,肉眼或镜检观察红细胞有无凝集。

5. 判断结果　同 RhD 鉴定盐水介质法。

6. 报告结果　红细胞 Rh 血型鉴定 D 抗原_____性(酶水介质法)。

【注意事项】

1. 试剂　酶试剂反复冻融会失活,因此试剂应分装后冻存,每次取 1 份一次性使用。

2. 水浴温度　注意水浴的温度,因为 37℃ 是较佳的温度,水浴温度太高可导致酶失活和红细胞溶血。

（龚道元）

实验四　交叉配血试验

一、盐水介质配血法

【实验目的】

掌握盐水介质交叉配血试验的原理、操作方法及注意事项。

【实验原理】

天然 IgM 类血型抗体与对应红细胞抗原相遇,在室温盐水介质中出现凝集反应,离心后观察受血者血清与供血者红细胞以及受血者红细胞与供血者血清之间有无凝集现象,从而判断供血者、受血者之间有无 ABO 血型不合。

【实验材料】

1. 器材　离心机、显微镜、小试管、记号笔、尖滴管。

2. 试剂　生理盐水。

3. 标本　受血者和供血者未抗凝静脉血。

【实验步骤】

1. 准备受血者标本

（1）制备受血者血清:取受血者标本,以 2500r/min 转速离心 5 分钟,分离血清,标记为 PS (patient serum)。

（2）配制受血者红细胞生理盐水悬液:配制受血者 2% 红细胞生理盐水悬液,标记为 PC (patient cell)。

2. 准备供血者标本

（1）制备供血者血清：将供血者标本以 2500r/min 转速离心 5 分钟，分离血清，标记为 DS（donor serum）。

（2）配制供血者红细胞生理盐水悬液：配制供血者 2% 红细胞生理盐水悬液，标记为 DC（donor cell）。

3. 交叉配血

（1）标记试管：取小试管 2 支，分别标明主、次，即主侧配血管和次侧配血管。

（2）加血清：在主侧配血管加 PS 1 滴，在次侧配血管加 DS 1 滴。

（3）加红细胞盐水悬液：在主侧配血管加 DC 1 滴，在次侧配血管加 PC 1 滴，混匀。

（4）离心：以 1000r/min 离心 1 分钟。

4. 观察结果　先观察试管上层液有无溶血，再斜持试管轻轻摇动，观察管底反应物有无凝集（必要时使用显微镜观察）。

5. 结果判断

（1）凝集结果判断：判断标准同 ABO 血型正定型试管法。

（2）配血是否相合判断标准：①ABO 同型配血：主侧、次侧均无溶血及凝集，血型相合，可以输血；主、次侧任何一管发生溶血或凝集，不可输血，应查找原因。②异型配血时（指 O 型输给 A、B、AB 型，或 A、B 型输给 AB 型）：主侧无凝集无溶血，次侧有凝集无溶血，可以输入少量血；如主、次侧均不凝集或主侧凝集，不能输血，需查找原因。

6. 结果报告

交叉配血试验（＿＿＿＿＿＿法）

受血者姓名：＿＿＿＿＿＿＿，ABO 血型＿＿＿＿＿＿，Rh 血型＿＿＿＿＿＿。

供血者姓名：＿＿＿＿＿＿＿，ABO 血型＿＿＿＿＿＿，Rh 血型＿＿＿＿＿＿。

受血者血清+供血者红细胞：＿＿＿＿＿＿＿凝集＿＿＿＿＿＿溶血。

供血者血清+受血者红细胞：＿＿＿＿＿＿＿凝集＿＿＿＿＿＿溶血。

结论：受血者×××与供血者×××配血＿＿＿＿＿＿＿＿。

【注意事项】

1. 待检者准备　配血前要严格查对待检者姓名、性别、年龄、科别、床号及血型，确保标本准确无误，要复检受血者和供血者的 ABO 及 Rh 血型是否相符。

2. 标本　标本要新鲜，防止污染。受血者血清存放不超过 3 天。新生儿和急诊需要输血时，也可用枸橼酸盐抗凝的血液标本。血清和血浆都可以用于交叉配血试验，血清优于血浆，因为血浆中含有的少量纤维蛋白（原）可影响结果判断。不能使用溶血的标本，因血清中的游离血红蛋白可以掩盖抗原抗体反应引起的溶血，而且溶血后红细胞释放过多的抗原物质，可以中和血清中抗体而使凝集程度减弱。

3. 器材　试验所用的各种器材要清洁、干燥，防止溶血。不能使用过期、无效试剂。

4. 悬液制备　红细胞悬液制备时，红细胞要用生理盐水洗涤干净，防止血浆中的血型物质中和抗体。红细胞浓度要适当，与血清比例要适度。离心时间、速度要准确，比例不当、离心不足或过度离心会造成假阴性或假阳性。ABO 血型系统 IgM 抗体的最适温度为 4～22℃，如在 37℃ 则凝集力下降，可造成假阴性。

5. 其他

（1）观察结果要仔细，若不凝集要用显微镜证实，要注意特异性凝集与缗钱状形成的区别。结果判断时，若同型配血主、次侧出现溶血现象，均应判断为阳性结果，为配血不合。对配血过程中出现的凝集或溶血应仔细查找原因。登记结果和填发报告要仔细认真，查对无误后才能发报告。

（2）新近或反复多次输血或妊娠可以引起自身抗体的出现,如果对患者的输血史或妊娠史不明,使用的标本必须在48小时内抽取。供血者红细胞应取自血袋外部连接的密闭软管段中的血液,用生理盐水洗一次,不能重复或延长使用这些悬液。

（3）配血后,应将受血者和供血者的全部标本置2~8℃冰箱内保存至输完血后至少7天,以备复查。

（4）盐水配血试验阴性但有反复输血史或妊娠史的患者,应再用凝聚胺介质法、抗球蛋白介质法或酶介质法进行交叉配血试验。患者在48小时内输入2000ml以上血液时需多个供血者,此时供血者之间也应进行交叉配血试验,以防止供血者之间血型不合及不完全抗体的存在,保证输血安全。如主侧试管凝集,应禁止输血,必须查找原因,另选血源。为确保输血安全,应输同型血。特殊情况下无同型血又必须输血时,可选择O型血输给AB、A及B型血的患者,或A、B型血输给AB型的患者。但必须主侧管无凝集和溶血现象、次侧有凝集但无溶血,方允许少量输入(不超过200ml),且供血者血清中抗A(抗B)效价要小于1:64。若有免疫性抗A(B)抗体则不能输血。

二、抗球蛋白介质配血法

【实验目的】

掌握抗球蛋白介质配血法检测IgG类不完全抗体的基本原理和方法。

【实验原理】

红细胞的不完全抗体,仅与含相应抗原的红细胞结合,不引起红细胞凝集,但可以使红细胞致敏。在盐水介质中,抗球蛋白抗体可与致敏红细胞表面的球蛋白相遇,发生特异性凝集反应。

【实验材料】

1. 器材　离心机、显微镜、37℃水浴箱、小试管、记号笔、滴管。

2. 试剂　生理盐水、多特异性抗球蛋白血清(IgG,C3d)、5%不完全抗D致敏的Rh阳性红细胞生理盐水悬液、5%O型红细胞悬液。

3. 标本　同盐水介质配血试验。

【实验步骤】

1. 准备受血者标本　同盐水介质配血法。

2. 准备供血者标本　同盐水介质配血法。

3. 标记试管　取小试管6支,分别标明主侧、次侧、阳性对照、阴性对照、盐水对照(2支)。

4. 加血清和红细胞　主侧管加受血者血清2滴和供血者5%红细胞生理盐水悬液1滴,次侧管加供血者血清2滴和受血者5%红细胞盐水悬液1滴。

5. 致敏并洗涤红细胞　混匀,置37℃水浴箱致敏1小时后,取出,用生理盐水离心洗涤3次,倾去上清液。

6. 加抗球蛋白血清　加抗球蛋白血清1滴,混匀。

7. 离心　以1000r/min离心1分钟。

8. 设置对照

（1）阳性对照管:加5%不完全抗体致敏的Rh阳性红细胞生理盐水悬液1滴,再加抗球蛋白血清1滴,以1000r/min离心1分钟,观察结果。

（2）阴性对照管:加5%O型红细胞生理盐水悬液1滴,再加抗球蛋白血清1滴,以1000r/min离心1分钟,观察结果。

（3）盐水对照管:盐水对照1管加供血者5%红细胞生理盐水悬液1滴,再加生理盐水1滴;盐水对照2管加受血者5%红细胞生理盐水悬液1滴,再加生理盐水1滴,两管以1000r/min离心1分钟,观察结果。

9. 观察结果 先用肉眼观察结果,再用低倍镜确证。

10. 结果判断 如阳性对照管凝集,阴性对照管和盐水对照管不凝集,主、次侧管均不凝集,表明配血相合,可以输用。

11. 结果报告 同盐水介质配血法。

【注意事项】

同盐水介质配血试验。

三、凝聚胺介质配血法

【实验目的】

掌握凝聚胺介质法交叉配血的基本原理、操作方法及结果判断。

【实验原理】

凝聚胺分子是带有高价阳离子的多聚季铵盐,溶解后带有很多正电荷,可以中和红细胞表面负电荷,有利于红细胞凝集,低离子强度溶液也能降低红细胞的 Zeta 电位,可进一步增加抗原与抗体间的吸引力。当血清中存在 IgM 或 IgG 类血型抗体时,与红细胞发生紧密结合,此时加入枸橼酸盐解聚液以消除凝聚胺的正电荷,使 IgM 或 IgG 类血型抗体与红细胞产生凝集不会散开;如血清中不存在 IgM 或 IgG 类血型抗体,加入解聚液可使非特异性凝集消失。

【实验材料】

1. 器材 小试管、记号笔、尖滴管、离心机、显微镜。

2. 试剂 凝聚胺试剂盒(商品试剂),由三部分组成:①低离子强度溶液(low ion strength solution,LISS 液)。②凝聚胺液。③解聚液。

3. 标本 同盐水介质配血法。

【实验步骤】

1. 准备受血者标本 同盐水介质配血法。

2. 准备供血者标本 同盐水介质配血法。

3. 交叉配血(以一个供血者为例) 同盐水介质配血法。

4. 加 LISS 液和凝聚胺液并离心 在上述已加好反应物的试管中各加入 LISS 液 0.6ml(约12 滴),混匀后再加凝聚胺 2 滴,混匀,15 秒后以 1000r/min 离心 1 分钟,弃上清液,观察管底红细胞凝集情况,若各试管中的反应物全部出现凝集,说明试剂有效。

5. 加解聚液并离心 向各管中分别加入解聚液 2 滴,混匀,以 1000r/min 离心 1 分钟。

6. 观察结果 同盐水介质交叉配血法。

7. 结果判断 加入解聚液后如果散开,则为非特异性凝集,表明配血相容,可以输血。加入解聚液后如果凝集不散开,则为抗原抗体特异性凝集,表明配血不相溶,不可以输血。

8. 结果报告 同盐水介质交叉配血法。

【注意事项】

同盐水介质交叉配血法。

四、微柱凝胶介质配血法

【实验目的】

掌握用微柱凝胶试验进行交叉配血试验的原理、方法及结果判断。

【实验原理】

将适量供血者红细胞和受血者血清、受血者红细胞和供血者血清加入微柱凝胶孔内,经37℃孵育后离心,如果红细胞上的抗原与相应的抗体发生凝集,则体积大,不能通过凝胶,离心后红细胞凝集在凝胶表面或胶中;如果红细胞上的抗原与相应的抗体没有发生凝集,则体积小,能通过凝胶,离心后红细胞沉于微柱的底部。

【实验材料】

1. 器材　加样枪、吸头、微柱凝胶专用水平离心机、记号笔。

2. 试剂　特异性微柱凝胶检测卡(每管除含凝胶外,已加抗球蛋白抗体)、生理盐水。

3. 标本　同盐水介质配血法。

【实验步骤】

1. 制备血清或血浆　取受血者和供血者的血液标本,以 2500r/min 离心 5 分钟,分离上层受、供血者血清或血浆。

2. 制备红细胞生理盐水悬液　将受血者和供血者红细胞(不用洗涤)制备成 2% 红细胞盐水悬液。

3. 标记微管　将微柱凝胶卡的微管做好标记,分别标明主侧和次侧。

4. 加血清(或血浆)和红细胞生理盐水悬液　在主侧管中加入 2% 供血者红细胞生理盐水悬液 50μl,受血者血清或血浆 25μl,在次侧管中加入 2% 受血者红细胞生理盐水悬液 50μl 和供血者血清或血浆 25μl。

5. 水浴　加样后的微柱凝胶卡置 37℃ 微柱凝胶孵育器中孵育 15 分钟。

6. 离心　将卡放入微柱凝胶离心机中,以 1000r/min 离心 10 分钟。

7. 观察结果　取出微柱凝胶卡后肉眼观察结果。

8. 结果判断　同微柱凝胶卡法血型鉴定。

9. 结果报告　同盐水介质配血法。

【注意事项】

同盐水介质交叉配血法。

实验五　不规则抗体筛查和鉴定

【实验目的】

掌握不规则抗体的筛查与鉴定的操作方法和注意事项。

【实验原理】

利用筛选细胞(Ⅰ、Ⅱ、Ⅲ)上存在的多种红细胞抗原与被检血清在盐水、凝聚胺等介质中反应,如果出现凝集则表示血清中存在不规则抗体。

【实验材料】

1. 器材　离心机、水浴箱、试管、试管架。

2. 试剂　5% 筛选细胞(Ⅰ、Ⅱ、Ⅲ)、生理盐水、抗球蛋白试剂、凝聚胺试剂。

3. 标本　EDTA-K_2 抗凝静脉血。

【实验步骤】

1. 盐水介质法　有些抗体能凝集盐水混悬的红细胞。这些抗体通常是 IgM 类抗体,其中许多在 22℃ 反应较好,在室温 37℃ 无活性的抗体无临床检查意义。对患者或供血者的血样不需用这种方法。在 37℃ 下也有活性的样本(如抗 Kell,抗 D)是有临床意义的,而这些抗体通常用抗球蛋白试验等方法来检查。

(1) 取待检者血清 2 滴置于标好的试管中。

(2) 取 2% 试剂(筛选)红细胞悬液 1 滴于每个试管中混合。

(3) 以 1000r/min 离心 1 分钟。

(4) 观察溶血和凝集反应,记录结果。

(5) 室温(22~24℃)温育 15~30 分钟。

（6）离心,观察溶血和凝集,并记录结果。溶血和凝集都是阳性结果。

2. 抗球蛋白法

（1）取待检者血清 2 滴,置标记好的小试管中,加 2% ~5% 试剂红细胞盐水悬液 1 滴,37℃温育 30 ~60 分钟。

（2）离心,观察溶血和凝集,并记录结果。

（3）再彻底悬浮细胞,用盐水洗涤 3 次。

（4）最后一次洗涤后,弃掉全部盐水,将试管边缘的盐水用滤纸吸干。

（5）按试剂说明加最适稀释度抗球蛋白血清 1 滴,充分混合。

（6）离心,轻轻悬浮细胞,观察凝集反应,记录结果。

（7）如结果为阴性者,应加 IgG 包被的细胞 1 滴,离心并观察结果,如果不见凝集,表示试验无效,必须重做。

3. 凝聚胺法

（1）取试管 3 支,标明Ⅰ、Ⅱ、Ⅲ并向各管加待检者血清(血浆)2 滴,加 5% 筛选细胞(Ⅰ、Ⅱ、Ⅲ)各 1 滴。

（2）各加 LIM 0.7ml 混匀后,再各加凝聚胺溶液 2 滴,并混匀。

（3）用 BASO 专用离心机 1000g 离心力离心 10 秒,然后把上清液倒掉,不要沥干,让管底残留约 0.1ml 液体。

（4）轻轻摇动试管,目测红细胞有无凝集,如无凝集则必须重作。

（5）最后加入解聚液 2 滴,轻轻转动试管混合并同时观察结果。如果凝集散开,表示是由凝聚胺引起的非特异性聚集,抗体筛检结果为阴性;如凝集不散开,则为红细胞抗原抗体结合的特异性反应,抗体筛检结果为阳性,应进一步作抗体鉴定。筛选Ⅰ号细胞,筛选Ⅱ号细胞,筛选Ⅲ号细胞。对应的细胞反应格局见表3-6。

表3-6　红细胞血型抗体筛选细胞反应格局

序号	Rh-hr					Kidd		MNSs				Duffy		Diego		Kell		Lewis		P	试验结果
	D	C	E	c	e	JKa	JKb	M	N	S	s	Fya	Fyb	Dia	Dib	K	k	Lea	Leb	P1	
1	+	+	0	0	+	+	+	+	+	0	+	0	+	0	0	+	0	+	0	+	+
2	+	+	0	+	+	+	+	+	0	+	0	+	0	+	0	0	+	0	+	+	0
3	+	+	0	+	+	0	+	0	+	0	+	0	0	/	0	+	0	+	0		0

【注意事项】

1. 标本　标本使用 EDTA-K$_2$ 抗凝,尽可能不用肝素抗凝血,如用则要多加 1 滴凝聚胺。肝素是大分子的阴离子物质,可以中和凝聚胺的阳离子,导致假阴性。

2. 试剂　试剂(筛选)红细胞应保存在保存液中,一旦用生理盐水或 Liss 液洗涤后,则应该在 24 小时内使用,否则会因污染、抗原丢失导致试验错误。

3. 加样　加血清和红细胞悬液的量必须准确,以免引起前带和后带效应。

4. 离心机　转速不能太快或太慢、时间不能过长或过短,以免引起假阳性或假阴性。

5. 其他

（1）观察结果时轻摇试管,以免将弱凝集摇散造成假阴性,导致判断失误。

（2）在接收标本时,要询问抽血时是否正在输液或者刚输过液,如果有这种情况则要咨询临床医师液体中是否含有酚磺乙胺、氯化钾、维生素 C,这些药品会干扰凝聚胺的作用而导致假阴性,引起事故。

（3）若抗体筛选中无论哪一种方法出现阳性反应时,都必须进一步进行抗体特异性的鉴定,以判断抗体的临床意义并给予配合型血液输注,以预防溶血性输血反应的发生及预测新生儿溶血病等疾病。

实验六 抗体效价测定

一、IgM 抗体效价测定

【实验目的】

了解血型抗体效价测定的操作方法。

【实验原理】

将被检血清用生理盐水作倍比稀释后,加入一定量的抗原红细胞,观察凝集强度。以抗体稀释后仍能与抗原红细胞出现"1+"凝集的试管稀释倍数的倒数定为该抗体的效价。

【实验材料】

1. 器材 37℃水浴箱、离心机、小试管、刻度吸管。

2. 试剂 标准2%A型红细胞生理盐水悬液、生理盐水。

3. 标本 A型患者未抗凝静脉血。

【实验步骤】

1. 分离血清 将未抗凝静脉血以3000r/min转速离心3分钟,分离上层血清。

2. 血清倍比稀释 取10支小试管,每管加生理盐水0.1ml,在第一管中加入0.1ml被检者血清,混匀后吸取0.1ml加入第二管,依次类推,至第10管,最后弃去0.1ml。

3. 加入相应的抗原红细胞 于每管加入2%A型红细胞生理盐水悬液0.1ml,混匀,室温孵育15分钟。

4. 离心并观察结果 以3000r/min转速离心1分钟,以出现"1+"凝集强度试管的血清稀释倍数的倒数定为该血清抗体的效价。

5. 结果报告 该血清抗体的效价:_____。

【注意事项】

1. 加样 应熟练掌握刻度吸管的使用,稀释操作时要准确,避免稀释不匀出现跳管现象。

2. 离心 离心后试管内上清出现溶血外观,表明不仅有抗原抗体反应,而且有补体激活,有重要的临床意义。

3. 其他 稀释液的容量越小,可能产生的误差越大。如果一种血清分别和几种红细胞作用,要将血清做总稀释,然后分别取相同的血清量到几个试管中,这样会减少误差。

二、IgG 抗 A(B) 效价测定

【实验目的】

熟悉 IgG 抗 A(B)效价测定原理及操作方法。

【实验原理】

被检血清以2-巯基乙醇(2-mercaptoethanol,2-Me)或二硫苏糖醇(DTT)处理后,IgM类抗体分子裂解为6-7S亚单位。此种亚单位虽然保持与抗原结合的能力,但已失去与其相应红细胞凝集的作用。IgG抗体分子则不被2-巯基乙醇灭活,保持与相应红细胞致敏的血清特性。

【实验材料】

1. 器材 离心机、显微镜、37℃水浴箱、小试管、刻度吸管、吸管。

2. 试剂

(1) pH 7.4 PBS液:KH_2PO_4 1.73g,$Na_2HPO_4 \cdot 12H_2O$ 19.35g,NaCl 8g加蒸馏水至100ml。

（2）0.2mol/L 2-巯基乙醇应用液:取2-巯基乙醇1.6ml,以pH 7.4 PBS稀释到100ml,分装安瓿,每支1ml或2ml,保存于4℃冰箱4周。

（3）1.0mol/L 二硫苏糖醇:用20ml 0.01mol/L乙酸钠溶液(pH 5.2)溶解3.09g DTT,过滤除菌后(不能进行高压处理)分装安瓿,每支1ml,贮存于-20℃条件下。

（4）抗球蛋白血清。

（5）5%A型和B型红细胞生理盐水悬液。

3. 标本　待检者未抗凝静脉血。

【实验步骤】

1. 处理血清　取待检者血清0.4ml,加2-巯基乙醇应用液或二硫苏糖醇0.4ml混合,将试管口塞紧,置37℃水浴中1小时。

2. 排列试管　排列小试管2排,每排10支,第一排每管加pH 7.4 PBS 0.4ml。

3. 倍比稀释　第一排试管加2-巯基乙醇或二硫苏糖醇处理血清0.4ml,吸出0.6ml,移0.2ml至第2排第1管内,其余0.4ml移入第1排第2管内,混合。依次类推,作倍比稀释至第10管,每管内留有1:2,1:4,…,1:1024不同稀释度的血清各0.2ml。

4. 加标准红细胞　第1排每管加5%A型红细胞生理盐水悬液0.2ml,第2排每管加5%B型红细胞生理盐水悬液0.2ml,置37℃水浴孵育1小时。

5. 观察结果　如在前几管内发现有红细胞凝集者,是由于高效价IgG抗A(B)或IgA抗A(B)所引起,称为"盐水效价"。

6. 洗涤红细胞　其余红细胞未见凝集的试管,再加PBS洗涤3次,除去洗涤液,留取压积红细胞。

7. 加PBS　每管各加pH 7.4 PBS 2滴,混合。

8. 加抗球蛋白血清　每管各取1滴,分别移至另一排小试管中,再各加最适稀释度抗球蛋白血清1滴,混合。

9. 离心并观察结果　以1000r/min离心1分钟,轻轻摇动试管,先用肉眼观察,再用显微镜确证。

10. 结果判断　用显微镜判断凝集强度,以"1+"以上红细胞凝集为阳性,红细胞凝集的最高稀释度的倒数为IgG抗A(B)效价。

11. 结果报告　IgG抗体的效价是_____。

【注意事项】

1. 试剂　2-巯基乙醇或二硫苏糖醇应用液每次开瓶后要一次用完。

2. 加样　操作过程中,倍比稀释要准确,避免跳管现象。

3. 结果观察　观察结果要以"1+"凝集为准,要用显微镜确证。

4. 其他　本法是测定孕妇ABO血型系统不完全抗体的临床常用方法,当孕妇IgG抗A或抗B效价≥64时可认为有意义,当效价≥256或者检测到抗体效价持续升高达4倍以上时,可认为胎儿受害的可能性大。

实验七　抗球蛋白试验

【实验目的】

掌握抗球蛋白试验的原理、操作方法和注意事项。

【实验原理】

完全抗体与红细胞表面相应的抗原结合后,使红细胞处于致敏状态,形成致敏红细胞。将抗球蛋白抗体加入已被致敏的红细胞悬液中,与红细胞上吸附的不完全抗体结合,在致敏红细胞间搭桥,使红细胞发生肉眼可见的凝集反应。本法可直接检测患者红细胞上有无不完全抗体。

【实验材料】

1. 器材　小试管、小滴管、刻度吸管、37℃水浴箱、台式离心机、显微镜。

2. 试剂

（1）多特异性抗球蛋白试剂（IgG，C3d）。

（2）IgG型抗D致敏的5%Rh（D）阳性红细胞生理盐水悬液：取3份正常人的O型红细胞等量混匀，经生理盐水洗涤后取压积红细胞，加等量IgG型抗D血清，置37℃水浴致敏1小时，取出后用生理盐水洗涤3次，取压积红细胞配成5%红细胞生理盐水悬液。

（3）正常人5%红细胞生理盐水悬液：取3名正常人O型红细胞血液等量混匀，经生理盐水洗涤3次后，取压积红细胞配成5%红细胞生理盐水悬液。

（4）生理盐水。

3. 标本　抗凝静脉血。

【实验步骤】

1. 制备红细胞生理盐水悬液　取抗凝的全血标本2滴于试管中，加生理盐水6ml，混匀，以1000r/min转速离心1分钟，去上清，轻轻摇散沉淀后，再加生理盐水6ml，离心洗涤。第3次洗涤后，将上层盐水倒尽，再以滤纸将管口附着的盐水吸去，再加生理盐水19滴，混匀，成为5%红细胞生理盐水悬液。

2. 检测管加样　取上述5%红细胞生理盐水悬液1滴于一试管中，加1滴多特异性抗球蛋白试剂，混匀。

3. 设置阳性对照　IgG型抗D致敏的5%Rh（D）阳性红细胞生理盐水悬液1滴，加多特异性抗球蛋白试剂1滴，混匀。

4. 设置阴性对照　正常人5%红细胞生理盐水悬液1滴，加多特异性抗球蛋白试剂1滴，混匀。

5. 离心　受检管以及阳性、阴性对照管同时以1000r/min转速离心1分钟。

6. 观察结果　轻轻摇动试管，观察有否溶血和凝集。

7. 结果判断　先观察阴性对照管和阳性对照管，阴性对照管无凝集，阳性对照管出现"3+～4+"凝集，说明被检测管结果可信。如被检测管凝集，则直接抗球蛋白试验阳性，不凝集者为阴性。如试验结果阴性，要加试剂对照细胞即IgG致敏红细胞检查，对照阳性结果可靠。

8. 结果报告　直接抗球蛋白试验_____性。

【参考区间】

阴性。

【注意事项】

1. 试剂　抗球蛋白试剂应按说明书最适稀释度使用，否则可产生前带或后带现象而导致假阴性结果。

2. 标本　标本采集后应及时进行试验，延迟或中途停止可使抗体从细胞中丢失。全凝集或冷凝集血液标本及脐血标本中含有Wharton胶且洗涤不充分者、血液标本中有很多网织红细胞且抗球白试剂中含有抗转铁蛋白时，均可使红细胞发生凝集，呈现假阳性。

3. 洗涤红细胞　受检红细胞一定要用生理盐水洗涤3次，除去红细胞悬液中混杂的血清蛋白，以防止假阴性结果。

4. 结果判断　最好对阴性结果进行核实，即在该试管中再加1滴IgG致敏的红细胞，如结果为阳性，则表示试管内的抗球蛋白试剂未被消耗，阴性结果可靠。

5. 其他　如需了解体内致敏红细胞的免疫球蛋白类型，则可分别以抗IgG、抗IgM或C3单价抗球蛋白试剂进行试验。红细胞上吸附抗体太少或Coombs试验阴性的自身免疫性溶血性贫血患者，直接抗球蛋白试验可呈假阴性反应。

实验八 吸收放散试验

一、加热放散法

【实验目的】

熟悉加热放散的原理、方法和注意事项。

【实验原理】

抗原抗体最适合的反应温度是 4～25℃（天然抗体）或 37℃（免疫性抗体）。反应一段时间后，若将溶液的温度提高到 56℃，抗体就会从细胞上脱落，释放到溶液中。再用标准红细胞检测放散液，判断待测红细胞的型别或红细胞上吸附抗体的性质和强度。

【实验用品】

1. 器材 小试管、大试管（10ml）、滴管、刻度吸管、套管、水浴箱、4℃冰箱、离心机。

2. 试剂 抗 A 和抗 B 分型血清，2% A 型和 B 型试剂红细胞生理盐水悬液，生理盐水。

3. 标本 待检者未抗凝静脉血。

【实验步骤】

1. 抗体吸收

（1）洗涤红细胞：用 10ml 试管将 2.0ml 抗凝静脉血用生理盐水洗涤 3 次，每次洗涤用生理盐水将 10ml 试管注满，以 1000r/min 离心 3 分钟，末次洗涤后，将盐水除尽，留下压积红细胞。

（2）标记试管：取 2 支小试管，标明 A 和 B。

（3）加压积红细胞：用刻度吸管取压积红细胞，悬空垂直加入管底，每管各加入 0.4ml。

（4）加分型血清：于 A、B 管中分别加入抗 A 和抗 B 分型血清 0.8ml，混匀。

（5）4℃处理：置 4℃冰箱 1 小时，每隔 10 分钟将试管振摇 1 次以充分混合。

2. 洗涤红细胞

（1）离心：将吸收后的 A、B 两管以 1000r/min 离心 3 分钟，去上清，留取压积红细胞。

（2）洗涤红细胞：以 4℃冷生理盐水洗涤留取的压积红细胞 3～4 次，倾去洗涤液，留取压积红细胞。

（3）加 1/2 体积的生理盐水。

3. 抗体放散 将试管置 56℃水浴中振摇 10 分钟，使吸附在红细胞上的抗体充分放散。

4. 离心放散液 立刻以 3000r/min 离心，离心时套管内放温水，使温度尽量保持在 56℃，分离上清液即为放散液，抗体即放散在此液中。

5. 放散液的鉴定 用 2% 标准 A 型和 B 型红细胞生理盐水悬液与放散液作盐水或木瓜蛋白酶凝集试验，即可检出受检红细胞的血型。如试验的目的是鉴定 A 亚型，则可用已知 A 亚型红细胞同时作放散试验，按放散液抗体的强度 $A_1 < A_2 < A_3 < A_x < A_m$ 判定待检者红细胞亚型的型别。B 亚型的放散液鉴定方法相似。

6. 结果判断 只有 A 管的放散液与 2% 标准 A 型红细胞凝集时，受检测红细胞血型为 A 型；只有 B 管的放散液与 2% 标准 B 型红细胞凝集时，受检测红细胞的血型为 B 型；两管都凝集，受检测红细胞血型为 AB 型；两管都不凝集，受检测红细胞的血型为 O 型。

7. 结果报告热放散试验_____性。

【参考区间】

阴性。

【注意事项】

见乙醚放散法。

二、乙醚放散法

【实验目的】

熟悉乙醚放散试验的原理、操作方法和注意事项。

【实验原理】

红细胞上的抗原与血清中的抗体在适合条件下发生凝集或致敏。这种结合是可逆的,使用乙醚可将抗体从结合的红细胞上解脱下来。

【实验材料】

1. 器材　大试管(10ml)、滴管、刻度吸管、水浴箱、离心机。

2. 试剂　抗 A 和抗 B 型血清、乙醚(AR)、生理盐水。

3. 标本　待检者未抗凝静脉血、相应抗原的抗凝血。

【实验步骤】

1. 洗涤红细胞　取具有相应抗原的抗凝血离心后吸去血浆,用生理盐水洗涤 1 次,离心,取压积红细胞备用。

2. 加压积红细胞　待检者血清 5ml,加压积红细胞 1ml,混匀后室温中放置 1 小时,在此期间要摇匀 1~2 次。

3. 鉴定上清液中的抗体　离心,将上清液吸出另放 1 管,鉴定上清液中的抗体。

4. 洗涤红细胞　将红细胞用生理盐水洗涤 3 次,离心压积。

5. 抗体放散　取 1 体积压积红细胞,加 1 体积 AB 型血清或生理盐水,2 体积乙醚,颠倒摇匀 10 分钟,然后以 3000r/min 离心 5 分钟。

6. 分离放散液

(1) 离心后即分成 3 层,最上层是乙醚,中层是红细胞基质,下层是具有抗体的放散液,其色深红。

(2) 用清洁的吸管吸出放散液,若有混浊,可再离心 1 次。

(3) 将放散液放置于 37℃水浴中 30 分钟,除尽乙醚。

7. 鉴定放散液　同加热放散试验。

8. 结果报告　乙醚放散试验_____性。

【参考区间】

阴性。

【注意事项】

1. 标本　放散试验前应用待检者标本检测 ABO 型(正/反定型)和 Rh(D)型。新生溶血病患儿或自身免疫性溶血性贫血患者,其直接抗球蛋白试验阳性的红细胞,经洗涤后即可作抗体放散试验。

2. 操作

(1) 为了使放散液内含有最多的抗体,吸收血清量应加大。放散抗体时必须适宜用力振摇,才易于解离。

(2) 加热放散必须保持 56℃,温度过高红细胞易溶解;温度过低,抗体从红细胞上放散不完全。

(3) 乙醚放散液最好用在抗球蛋白技术中,否则检查凝集反应会因红细胞的凝集与暗红色的放散液颜色相似而使盐水、酶介质反应的结果判读发生困难。

(4) 放散液中抗体易变性,故应立刻进行鉴定。

(董　立)

4 第四章

尿 液 检 验

实验一　尿液一般性状检查

一、尿液外观检查

【实验目的】

掌握尿液透明度和颜色的观察方法和判断标准。

【实验原理】

通过肉眼观察和判断尿液外观理学性状。

【实验材料】

1. 器材　一次性尿杯、玻璃试管。

2. 标本　新鲜尿液。

【实验步骤】

1. 加尿　取洁净、透明的玻璃试管,加入待检者的尿液 2~5ml。

2. 肉眼观察　在自然光线下用肉眼观察尿液颜色和性状。

3. 判断结果

(1) 颜色:根据尿液的具体颜色客观描述。

(2) 透明度:根据尿液有无混浊及混浊程度判断。①清晰透明:指无肉眼可见的颗粒物质。②轻微混浊:指有少数可见的颗粒物质,但透过尿液能看清报纸上的字。③混浊:指有可见的颗粒物质,透过尿液见报纸上字迹模糊。④明显混浊:指透过尿液不能看见报纸上字迹。

4. 报告方式

(1) 颜色:以文字描述,如红色、淡黄色、深黄色、乳白色或咖啡色等。

(2) 透明度:用清晰透明、轻微混浊、混浊及明显混浊 4 个等级报告,若有沉淀、凝块等需用文字特别注明。

【参考区间】

淡黄色、清晰透明。

【注意事项】

1. 容器　必须清洁、干燥、透明,尿液外观检查以新鲜尿液为准。

2. 盐类结晶　新鲜尿液含盐类浓度过高时,如尿酸盐排出后遇冷易析出结晶,使尿液混浊。新鲜尿即混浊可按图 4-1 所示程序进行初步鉴别。

3. 尿液颜色　易受某些食物或药物的影响,如食入大量胡萝卜,服用呋喃唑酮、维生素 B_2、大黄和黄连等,均可使尿液呈亮黄色或深黄色,但振荡后所产生的泡沫无色,而尿液含有胆红素泡沫时呈黄色;应用氨基比林或碱性尿液中有酚红、酚酞时,尿液呈亮红色,但不难与血尿(红或暗红,混浊而无光泽)区别。

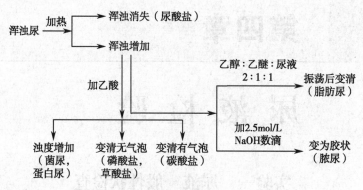

图 4-1　混浊尿的鉴别

二、尿 量 测 定

【实验目的】

掌握尿量的测定方法和注意事项。

【实验原理】

采用有刻度的玻璃容器准确测量尿量。

【实验材料】

1. 器材　有刻度的玻璃容器。

2. 标本　24 小时尿液。

【实验步骤】

1. 加尿　取有刻度的玻璃容器,加入待检者 24 小时排出的全部尿液。

2. 读数　读取容器与尿液凹面相切的刻度,并记录之。

3. 报告方式　24 小时尿量:XXml。

【参考区间】

成年人:1 ~ 2L/24h,即 1ml/(h·kg);儿童按千克体重计算较成年人多 3 ~ 4 倍。

【注意事项】

1. 标本留取　准确收集 24 小时全部排出的尿液。开始留尿时,应先排空膀胱将尿液弃去,以后所排尿液至最后一次排尿(排空膀胱)均应保存在一个固定容器,气温过高时注意防腐。

2. 测量尿量　需准确,精确至毫升,误差不得超过 20ml。

三、尿液酸碱度测定

【实验目的】

熟悉 pH 试纸法测定尿液酸碱度的原理、操作方法和注意事项。

【实验原理】

广泛 pH 试纸是多种指示剂混合的试带,显色范围为棕红至深黑色,试带蘸取尿液后即可显色,然后与标准色板比较即可测得尿液 pH 近似值,灵敏度约为 pH 0.05。

【实验材料】

1. 器材　广泛 pH 试纸 1 套(包括标准色板和试带)、一次性尿杯。

2. 标本　新鲜尿液。

【实验步骤】

1. 取试纸　将试纸取出 1 条。

2. 浸尿　将试纸一端浸入尿液约 0.5 秒取出。

3. 读取结果　按规定时间,在光线下与标准色板比色读取尿液 pH。

4. 报告方式 尿 pH:X. X。

【参考区间】

随机尿 pH 4.5~8.0,平均 6.0。

【注意事项】

1. 试带 应避光、密封、干燥保存,在效期内使用;远离酸性和碱性物质,以防污染失效。

2. 标本 应新鲜,放置过久会因挥发性酸丧失或细菌繁殖而使 pH 增高;标本不能使用防腐剂,否则可能会影响检测结果。

3. 比色时间 应在规定的时间内比色。

四、尿液比重测定

（一）比重计法

【实验目的】

熟悉尿比重计的构造、使用方法和质量控制。

【实验原理】

尿比重计是一种液体比重计,可测定出规定温度下的尿液比重。尿液比重与其所含溶质成正比,溶质越多,对浮标的浮力就越大,浸入尿液中的比重计部分则越小,尿比重越高;反之,浸入部分越大,尿比重越低。

【实验材料】

1. 器材 比重计 1 套(包括比重计浮标 1 支,标示 1.000~1.060 刻度及标定温度,国产比重计标定温度为 20℃,以及 100ml 比重筒 1 个),0~100℃水银温度计 1 个。

2. 标本 新鲜尿液。

【实验步骤】

1. 加尿 取新鲜尿液,充分混匀后,斜持比重筒,将尿液沿筒壁缓缓倒入比重筒至 2/3 处,避免激起气泡,若有泡沫可用吸水纸或用滴管吸去。将比重筒垂直放在水平工作台上。

2. 放浮标 将比重计浮标轻轻放入比重筒内,并加以捻转,使其垂直悬浮于尿液中,勿靠近筒壁或筒底。

3. 读数 待比重计悬浮稳定后,准确读取与尿液凹面相切的刻度,并记录之。

4. 结果校正 测量尿液温度,进行结果校正。

5. 结果报告 尿比重:1. XXX。

【参考区间】

健康成人:随机尿 1.003~1.030;晨尿>1.020;新生儿:1.002~1.004。

【注意事项】

1. 校准比重计 尿比重计校正后才能使用。

2. 标本 应新鲜,防止尿素分解导致比重下降;尿量过少不足以浮起比重计时,应重新留尿测定。

3. 盐类结晶的影响 因低温所致的尿酸或其他盐类沉淀可水浴(37℃)使其溶解,待尿液温度降至比重计所标定的温度时再测定。

4. 测定过程 尿液面应消除泡沫;比重计浮标要垂直悬浮于尿液中;读取比重值要准确。

5. 结果校正 要进行蛋白尿、糖尿和温度的校正。尿蛋白每增高 10g/L,需将结果减去 0.003;尿葡萄糖每增高 10g/L,需将结果减去 0.004。如果测定时尿液温度与比重计上所标定的温度不一致,每增高 3℃,测定结果应加 0.001;如低于所标温度,需将尿液加温至所标温度后再测定,不提倡机械地减去相对于增高温度时的校正值。尿液含造影剂,可使比重>1.050。

6. 清洁比重计 浮标上若有蛋白质及盐类物质沉积时,结果的准确性会受到影响,故每次测定完毕都需用纯净水冲洗比重计,若有上述物质附着,需用清洁液洗净后使用。

（二）折射仪法

【实验目的】

熟悉折射仪的工作原理、使用和校正方法。

【实验原理】

入射角90°的光线进入另一种光密媒质时被折射的角度称为临界角,在终端观察时,依据折射临界角的大小,可见明暗视场的改变,进而求出该媒质的相对折射率(对空气,简称折射率)。折射率与媒质的密度有关,密度越高,折射率越大;其次也与光的波长及温度有关。

【实验材料】

1. 器材　临床折射仪或手提式折射仪、一次性尿杯、滴管、乳胶吸头、吸水纸。

2. 标本　新鲜尿液。

【实验步骤】

参照仪器说明书操作。

1. 手提式折射仪　在测量玻璃板上滴加1滴尿液,把上面平板放下,紧压在液滴上,使两块玻璃板平行,避免产生气泡。手持折射仪,面对光源,使光线通过尿液和棱镜,肉眼观察目镜中的专用刻度标尺,在明暗场分界线(或蓝白分界线)处读取比重值。

2. 座式折射仪　开通光路后,按标本测定程序,用蒸馏水调整基准线位置。加尿液2滴,盖上上面的塑料盖(防止产生气泡),即可在目镜中读取相应比重值。

3. 报告方式　尿比重:1. XXX。

【参考区间】

同比重计法。

【注意事项】

1. 折射仪　入射光和温度影响折射率,手提式折射仪有补偿装置;临床折射仪用调整基线的方法来减少温度的影响。

2. 标本　尿酸盐所致的混浊可影响结果,需要加温溶解后再测定,切不可弃去;细胞等有形成分增多时,应离心后测定上清液,测试完毕后用蒸馏水擦拭干净。

3. 结果校正　糖尿和蛋白尿对尿比重有影响,尿葡萄糖每增高10g/L,需将测得结果减去0.004;尿蛋白每增高10g/L,需将测得结果减去0.005。

实验二　尿液有形成分检查

一、未染色显微镜检查法

【实验目的】

掌握尿液有形成分未染色显微镜检查的内容和方法。

【实验原理】

在显微镜下观察尿液中细胞、管型、结晶等有形成分的形态特征,识别并记录其在一定显微镜视野内的数量(或换算为一定体积尿液中的数量)。

【实验材料】

1. 器材　刻度离心管、水平式离心机、载玻片、盖玻片(18mm×18mm)、滴管、乳胶吸头、小镊子、显微镜、尿液有形成分定量计数板。

尿液有形成分定量计数板(图4-2)由一块硬质塑料板制成,在计数板计数室一侧有大的长方格计数区,内含10个中方格。每个中方格面积为$1mm^2$,深0.1mm,容积为$0.1mm^3$,即0.1μl。每个中方格又细分为9个小方格。

2. 标本　新鲜尿液。

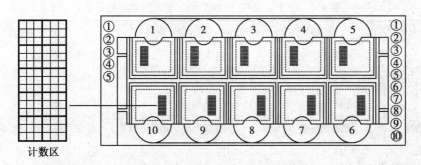

计数区

图 4-2 尿液有形成分定量计数板

【实验步骤】

1. 直接涂片法 仅适用于尿外观明显混浊者。

（1）混匀尿液：充分混匀尿液标本。

（2）制备涂片：取混匀的尿液 1 滴滴于载玻片上，用小镊子轻轻加上盖玻片，注意防止产生气泡。

（3）观察、计数有形成分：①先用低倍镜（10×10）观察全片细胞、管型及结晶等有形成分的分布情况，再用高倍镜（10×40）确认。②管型在低倍镜下计数，至少计数 20 个视野；细胞在高倍镜下至少观察计数 10 个视野；结晶按高倍镜视野中分布面积估计其量。计数时同时应注意细胞的形态、完整性，还要注意有无其他异常巨大细胞、寄生虫卵、滴虫、细菌、真菌和黏液丝等。其主要识别和鉴别特征见表 4-1、表 4-2 和表 4-3。

表 4-1 尿中红细胞及类似沉淀物鉴别

鉴别内容	红细胞	真菌	脂肪球	球形草酸钙结晶
形态	淡红色,圆盘状	无色,椭圆形	无色,正圆形	圆或椭圆形
折光性	弱	强	强	强
大小	一致	不一致	明显不一致	不一致
排列	无规律	芽状,单个或链状	散在	常与典型信封样草酸钙结晶并存
加蒸馏水*	破坏	不破坏	不破坏	不破坏
化学试验	潜血试验(+)	潜血试验(−)	苏丹Ⅲ染色(+)	潜血试验(−)

注：* 加 5 倍量以上，与尿混匀振荡 15 分钟，再离心沉淀镜检

表 4-2 尿中白细胞、肾小管上皮细胞、底层移行上皮细胞鉴别

鉴别内容	白细胞	肾小管上皮细胞	底层移行上皮细胞
大小	10～14μm	比白细胞略大 1/3	比肾小管上皮细胞大
形态	圆形,脓细胞时边缘不整	多边形或不规则形	圆或卵圆形
核形	分叶,加酸后明显结构紧密	核大、圆形,结构细致,染色后明显	核小、圆形,结构细微,染色后明显
胞质颗粒	胞质多,脓细胞中可有多种颗粒	胞质少,胞质可含不规则颗粒、脂肪滴等,偶见含铁血黄素颗粒	胞质稍多,一般无颗粒
过氧化物酶	中性粒细胞呈阳性	阴性	阴性

表 4-3 尿中红细胞、白细胞和上皮细胞管型的鉴别

鉴别内容	红细胞管型	白细胞管型	上皮细胞管型
颜色	淡黄或微褐色	无色或灰白色	无色或灰白色
细胞大小(μm)	7~9	10~14	13~18
细胞核形	无核	分叶形核	类圆形核
加10%乙酸	红细胞溶解	白细胞不溶,核形更清晰	上皮细胞不溶,核形更清晰
过氧化物酶	阴性	阳性	阴性
背景细胞	可见散在红细胞	可见散在白细胞	可见散在上皮细胞

2. 离心浓缩涂片法

（1）混匀尿液：充分混匀尿液标本。

（2）离心沉淀有形成分：吸取混匀尿液 10ml 置刻度离心管内,在相对离心力（RCF）为 400g 的条件下离心 5 分钟（若水平式离心机,离心半径为 16cm 时,转速为 1500r/min）。

（3）弃去上清液：用滴管吸去离心管内上清液（特制离心管可一次性倾倒弃去上清液）,留管底含有形成分的尿沉渣 0.2ml。

（4）制备涂片：混匀尿沉渣,取 1 滴（约 20μl）于载玻片上,用小镊子加盖玻片,防止产生气泡。

（5）观察、计数有形成分：同未离心直接涂片法。

3. 尿液有形成分定量计数板法

（1）准备尿液标本：同离心浓缩涂片法。

（2）充入定量计数板：取混匀的尿沉渣充入尿液有形成分定量计数板的计数室。

（3）观察、计数有形成分：在低倍镜下观察计数 10 个中方格内的管型总数,在高倍镜下观察计数 10 个中方格内的细胞总数,即可得到 1μl 尿液中某种细胞或管型的数量。

4. 报告方式

（1）直接涂片法和离心浓缩涂片法（注明标本是否离心）：①细胞：最低个数~最高个数/高倍视野（HP）或平均值/HP。②管型：最低个数~最高个数/低倍视野（LP）或平均值/LP。③结晶：按所占视野面积报告：（-）表示无结晶；（1+）表示结晶占 1/4 视野；（2+）表示结晶占 2/4 视野；（3+）表示结晶占 3/4 视野；（4+）表示结晶满视野。④其他有形成分：报告中描述。

（2）尿液有形成分定量计数板法：①细胞、管型：个数/μl。②结晶：同涂片法。③其他有形成分：报告中描述。

【参考区间】

尿液有形成分显微镜检查参考区间见表 4-4。

表 4-4 尿液主要有形成分参考区间

方法	红细胞	白细胞	管型	上皮细胞	细菌和真菌
未离心直接涂片法	0~偶见/HP	0~3 个/HP	0~偶见/LP	少见	-
离心涂片法	0~3 个/HP	0~5 个/HP	0~偶见/LP	少见	-
UriSystem 尿液有形成分计数板	0~3 个/HP	0~8 个/HP	透明管型 0~2 个/LP	少见	-
Fast Read-10 尿有形成分计数板	男：0~4 个/μl 女：0~9 个/μl	男：0~5 个/μl 女：0~12 个/μl	-	-	-

【注意事项】

1. 标本 ①采用新鲜中段尿,排尿后1小时之内完成检查,最长不能超过2小时。若必须延长时间应在标本中加入甲醛并冷藏,如果尿液腐败,管型将被破坏,细胞发生溶解。②使尿液呈弱酸性(pH 5.5),可用盐酸或乙酸调节。③用加热、加乙酸的方法消除非晶形尿酸盐、非晶形磷酸盐造成的尿液混浊。④尿比重可影响有形成分,因此检查前患者不宜大量饮水。⑤女性患者要防止阴道分泌物等混入尿液标本。

2. 显微镜观察 ①应遵循先低倍镜观察有形成分分布情况,后用高倍镜仔细分辨的原则。②按照标准化要求一定要观察足够的视野范围,即检查细胞应观察10个高倍镜视野,检查管型应观察20个低倍镜视野。③未染色尿液标本中有形成分的分辨率和对比度较低,在进行普通光学显微镜观察时,要采用稍弱的光线有利于形态识别,如亮度较大容易漏掉透明管型。

3. 器材 尽量满足条件使用标准化、规范化器材,如尿液有形成分定量计数板、标准刻度离心管、盖玻片等。

4. 操作方法 尿液标本离心、涂片或充入定量计数板、镜检等操作,应保持一致,以便具有可比性。尿液离心时,应采用有盖的水平离心机,离心力和时间控制准确,离心后手持离心管45°~90°倾去上层尿液。

5. 报告单 报告单上应有尿液留取时间、标本收到时间、检测完成时间及检测方法。

二、染色后显微镜检查法

【实验目的】

掌握 Sternheimer-Malbin(S-M)法尿液有形成分显微镜检查的原理、染色后有形成分形态。

【实验原理】

尿沉渣中的有形成分,特别是细胞和管型经 S-M 染色液中的结晶紫和沙黄染色后,形态更加清晰、对比度更明显而易于识别。

【实验材料】

1. 器材 同未染色显微镜检查法。

2. 试剂

(1)S-M 染色液贮存液:①A 液:结晶紫 3.0g、草酸铵 0.8g,先溶于 20.0ml 95%(V/V)乙醇中,再加蒸馏水 80.0ml,冷藏保存。②B 液:沙黄(safranin)0.25g,先溶于 10.0ml 95%(V/V)乙醇中,再加蒸馏水 100ml。

(2)S-M 染色液应用液:A 液:B 液按3:97 的比例混合,过滤后贮存于棕色瓶中,室温下可保存 3 个月。

3. 标本 新鲜尿液。

【实验步骤】

1. 离心沉淀 吸取混匀尿液 10ml 置刻度离心管内,在 RCF 为 400g 的条件下离心 5 分钟。

2. 弃去上清液 弃去离心管内上清液,留管底含有形成分的尿沉渣 0.2ml。

3. 加染色应用液 于管底尿沉渣中加入 1 滴 S-M 染色液应用液,混匀静置 3 分钟。

4. 制备涂片 将染色的尿沉渣充分混匀,取 1 滴(约 20μl)置于载玻片上,用小镊子加盖玻片,防止产生气泡;或充入尿液有形成分定量计数板的计数室。

5. 观察、计数有形成分 根据 S-M 染色特点,在载玻片或定量计数板上观察、识别尿液中各种有形成分(表4-5),观察方法同未染色尿液有形成分显微镜检查法。

6. 报告方式同未染色显微镜检查法。

表 4-5 尿液各种有形成分 S-M 法染色特点

有形成分	染色特点
红细胞	淡紫色
白细胞:浓染细胞	细胞质淡红色、核紫红色,为老化死亡细胞
白细胞:淡染细胞	细胞质不着色、核蓝色
白细胞:闪光细胞	淡蓝色或几乎无色、细胞质内颗粒呈布朗运动
上皮细胞	细胞质淡红色、核紫红色
透明管型、颗粒管型	淡红色、紫色
细胞管型	深蓝色
滴虫	蓝色或紫色、易见鞭毛
细菌	活细菌不着色或略带淡红色;死细菌着紫色

【参考区间】

同未染色显微镜检查法。

【注意事项】

1. 方法 染色后显微镜检查主要用于防止某些病理成分的遗漏和误认,确定某些特殊成分(如管型、肿瘤细胞、异形细胞),但其并不排斥未染色法。除 S-M 染色法外,根据观察、分析的目的不同,还有多种染色方法。

2. 染色时间 S-M 染色法染色时间要适当,染色过久可引起淡染细胞向浓染细胞过渡,也会使闪光细胞失去布朗运动特征。

3. 干扰因素 ①胆红素尿可使有形成分染成黄色而掩盖其真实颜色,影响 S-M 染色效果。②染液自身会形成色素颗粒,易被认为是尿液沉渣成分,应注意区别。

三、1 小时尿液有形成分计数

【实验目的】

熟悉 1 小时尿液有形成分排泄率的测定方法。

【实验原理】

准确留取上午 6～9 时 3 小时的全部尿液,取混匀尿液离心,将混匀后的尿沉渣充入血细胞计数池,计数一定体积尿沉渣中的红细胞、白细胞及管型数,然后换算为 1 小时尿液中相应的细胞、管型的数量。

【实验材料】

1. 器材 量筒、离心机、刻度离心管、改良牛鲍计数板。

2. 标本 新鲜尿液。

【实验步骤】

1. 收集标本 收集上午 6～9 时尿液,开始留尿时先排空尿液,再准确收集此后 3 小时内的全部尿液。

2. 记录尿量 用量筒准确测定 3 小时内的全部尿量(精确至毫升),并记录之。

3. 离心 取混匀的尿液 10ml,置于刻度离心管内,1500r/min 离心 5 分钟。

4. 提取尿沉渣 弃去上层尿液 9ml,留取离心管底部尿沉淀物 1ml。

5. 充池计数 取混匀的尿沉渣 1 滴充入改良牛鲍计数池,计数 10 个大方格的细胞,20 个大方格的管型。

6. 计算

$$细胞数/1h = 10 \text{ 大格细胞总数} \times \frac{1000}{10} \times \frac{3h \text{ 尿总量(ml)}}{3}$$

$$管型数/1h=\frac{20\ 大格管型总数}{2}\times\frac{3h\ 尿总量(ml)}{3}$$

式中:1000:将 μl 换算成 ml;10:尿液浓缩倍数。

【参考区间】

1. 成人 ①红细胞:男<30 000/h,女<40 000/h。②白细胞:男<70 000/h,女<140 000/h。③管型<3400/h。

2. 儿童(2~7 岁) ①红细胞:<82 000/h。②白细胞:<87 000/h。③管型:偶见透明管型。

【注意事项】

1. 尿液 pH 尿液应新鲜检查,若为碱性尿应调 pH 在 6.0 以下,否则血细胞和管型易溶解。

2. 尿液比重 最好在 1.026 以上,如尿比重<1.016 为低渗尿,细胞易破坏。

3. 盐类结晶 如尿中含多量磷酸盐时,可加入 1% 乙酸 1~2 滴,使其溶解,但切勿加酸过多,以免红细胞及管型溶解;含大量尿酸盐时,可 37℃ 加温使其溶解,以便观察。

实验三 尿蛋白定性检查

一、磺基水杨酸法

【实验目的】

掌握磺基水杨酸法(sulfosalicylic acid method,SSA)测定尿蛋白(urine protein,Pro)定性试验的原理、操作方法和注意事项。

【实验原理】

磺基水杨酸是一种生物碱试剂,在酸性条件下,其磺酸根阴离子与蛋白质氨基酸阳离子结合,形成不溶性蛋白盐白色沉淀。

【实验材料】

1. 器材 小玻璃试管、广泛 pH 试纸、黑色衬纸、吸管、乳胶吸头。

2. 试剂 200g/L 磺基水杨酸溶液。

3. 标本 新鲜尿液。

【实验步骤】

1. 加尿液 取小试管 2 支,分别加入清晰尿液 1ml。

2. 加试剂 于第 1 支试管内滴加磺基水杨酸 2 滴,轻轻混匀;另 1 支试管不加试剂作为空白对照。

3. 判断结果 1 分钟内观察结果,按表 4-6 标准判断阳性程度及大致蛋白质含量。

表 4-6 磺基水杨酸法尿蛋白定性试验结果判断

结　　果	报告方式	相当蛋白质含量(g/L)
清晰透明	-	<0.05
轻度混浊,隐约可见	极微量	0.05~0.1
不需黑色背景即见轻度混浊	±	0.1~0.5
白色混浊,但无颗粒出现	1+	0.5~1.0
稀薄乳样混浊,出现颗粒	2+	1.0~2.0
明显混浊呈絮片状	3+	2.0~5.0
絮状混浊,有大凝块	4+	>5.0

【参考区间】

阴性。

【注意事项】

1. 标本　①如果尿液呈现明显的混浊,应先离心或过滤。②当获知患者应用大剂量青霉素钾盐、庆大霉素、磺胺、含碘造影剂时,应告知结果可能产生假阳性。③指导待检者正确采集中段尿,避免生殖系统分泌物混入。

2. 调 pH　本法在尿液 pH>9 或 pH<3 时可呈假阴性,因此检测前可先测试尿 pH,必要时用稀 NaOH 或 5% 乙酸调节 pH 在 5～6。

3. 结果判断

(1) 掌握好结果判断时间。操作时严格按照操作方法进行,判断时间严格掌握在 1 分钟,极轻度的混浊并无明显临床意义。当尿液中含高浓度尿酸或尿酸盐时,在加入试剂 1～2 分钟后可能会出现白色点状物,逐渐呈蛛丝状混浊,缓慢扩散,覆盖于尿液的表面,遇此干扰可用离心后的尿液上清液进行检测。

(2) 如果通过镜检发现有大量细胞,分析其阳性可能是由于混有生殖系统分泌物造成的假阳性,可用离心后的上清液重新测定,进行验证。

(3) 对于微弱阳性的判断,可选用黑色衬纸作背景,以提高分辨率。

二、加热乙酸法

【实验目的】

掌握加热乙酸法尿蛋白定性试验的原理、操作方法和注意事项。

【实验原理】

蛋白质遇热变性,加稀乙酸使尿液 pH 减低并接近蛋白质等电点(pH=4.7),使得变性凝固的蛋白质进一步沉淀。同时,稀乙酸可消除因加热引起的磷酸盐或碳酸盐析出所造成的混浊。

【实验材料】

1. 器材　大玻璃试管、试管架、试管夹、酒精灯、广泛 pH 试纸、吸管、乳胶吸头。

2. 试剂　5% 乙酸溶液。

3. 标本　新鲜尿液。

【实验步骤】

1. 加尿液　取大玻璃试管 1 支,加清晰尿液约 5ml 或至试管高度 2/3 处。

2. 加热　用试管夹斜持试管下端,在酒精灯上加热尿液上 1/3 段,煮沸即止。轻轻直立试管,在黑色衬纸背景下观察煮沸部分有无混浊。

3. 加酸　滴加 5% 乙酸溶液 2～4 滴。

4. 再加热　继续加热至煮沸,立即观察结果。

5. 判断结果　按表 4-7 标准判断阳性程度及大致蛋白质含量。

表 4-7　加热乙酸法尿蛋白定性试验结果判断

结　　果	报告方式	相当蛋白质含量(g/L)
清晰透明	-	<0.1
黑色背景下轻微混浊	±或极微量	0.1～0.15
白色混浊无颗粒或絮状沉淀	1+	0.2～0.5
混浊,有颗粒	2+	0.6～2.0
大量絮状沉淀	3+	2.1～5.0
立即出现凝块和大量絮状沉淀	4+	>5.0

【参考区间】

阴性。

【注意事项】

1. 标本　应新鲜,陈旧尿液因大量细菌生长可引起假阳性;对于限盐或无盐饮食患者的尿液,由于离子强度太低,需在尿液标本中滴加饱和氯化钠溶液1～2滴后再进行检测。

2. 操作　避免盐类析出所致假性混浊,操作过程一定要遵循"加热→加酸→再加热"的程序。

3. 加酸　加入的乙酸量要适当,约为尿量的1/10,过多或过少均影响结果。

4. 判断结果　要求加热后立即直立试管观察结果。试管中上1/3段尿液进行加热为检测区,下段尿液未加热作为对照区。

实验四　尿葡萄糖定性检查

【实验目的】

掌握班氏(Benedict)法尿葡萄糖(urine glucose,Glu)定性试验的原理、操作方法和注意事项。

【实验原理】

葡萄糖含有醛基,在高热、碱性溶液中,能将试剂中蓝色硫酸铜还原为黄色氢氧化亚铜,再迅速氧化为红色氧化亚铜沉淀。

【实验材料】

1. 器材　大玻璃试管、试管夹、试管架、5ml刻度吸管、吸耳球、滴管、乳胶吸头、酒精灯。

2. 试剂

(1)甲液:枸橼酸钠($Na_3C_6H_5O_7 \cdot 2H_2O$)42.5g,无水碳酸钠25g,蒸馏水700ml,加热助溶。

(2)乙液:硫酸铜($CuSO_4 \cdot 5H_2O$)10g,蒸馏水100ml,加热助溶。

甲液、乙液均冷却后,将乙液缓慢倾入甲液中,边加边不断搅拌混匀,最后补充蒸馏水至1000ml,即班氏试剂。如溶液不清晰透明,需进行过滤处理。

3. 标本　新鲜尿液。

【实验步骤】

1. 鉴定班氏试剂　取试管1支,加班氏试剂1.0ml,摇动试管徐徐加热至沸腾1分钟,观察试剂有无颜色及性状变化。若试剂仍为清晰透明蓝色,可用于试验;若煮沸后出现沉淀或变色则不能使用。

2. 加尿液　加离心后尿液0.2ml(约4滴)于已鉴定的班氏试剂中,混匀。

3. 加热煮沸　继续煮沸1～2分钟,自然冷却。

4. 判断结果　见表4-8。

表4-8　Benedict糖定性试验结果判断

反 应 现 象	报告方式	葡萄糖含量 N(mmol/L)
仍呈透明蓝色	-	/
蓝色中略带绿色,但无沉淀	±	N<6
绿色,伴少许黄绿色沉淀	1+	6≤N<28
较多黄绿色沉淀,以黄为主	2+	28≤N<55
土黄色混浊,有大量沉淀	3+	55≤N<110
大量棕红色或砖红色沉淀	4+	N≥110

【参考区间】

阴性。

【注意事项】

1. 试剂　试剂与尿液的比例控制在 10 : 1。

2. 标本　尿液应新鲜,久置尿液因细菌繁殖消耗葡萄糖,可使结果偏低或造成假阴性。糖尿病患者宜检测空腹或餐后 2 小时的尿液标本。

3. 影响因素　①尿液中含大量铵盐时,可形成铜氨铬离子而妨碍 Cu_2O 沉淀,可用预先加碱煮沸数分钟的方法,将氨除去后再进行试验。②蛋白含量较高会影响铜盐沉淀,可用加热乙酸法除去。③链霉素、维生素 C、水合氯醛、葡萄糖醛酸化合物等还原性药物可致葡萄糖呈假阴性反应;大黄、黄连、黄芩等可致假阳性反应。

4. 加热煮沸　煮沸时应不断摇动试管以防爆沸喷出,试管口应朝向无人处,以免操作中不慎伤人。此煮沸过程也可在沸水浴中进行,放置 5 分钟。

5. 判断结果　冷却后观察结果。大量尿酸盐存在时,其煮沸后也可呈混浊并带绿色,但久置后并不变黄色而呈灰蓝色。

实验五　尿酮体定性检查

【实验目的】

掌握改良 Rothera 法定性测定尿酮体(urine ketone bodies,Ket)的原理、操作方法和注意事项。

【实验原理】

亚硝基铁氰化钠 $[Na_2Fe(NO)(CN)_5 \cdot 2H_2O]$ 溶于尿中时,可分解为 $Na_4Fe(CN)_6$、$NaNO_2$、$Fe(OH)_3$ 和 $[Fe(CN)_5]^{3-}$。当尿中存在可检出量的酮体(丙酮、乙酰乙酸)时,碱性条件下即与试剂作用生成异硝基(HOON=)或异硝基胺($NH_2OON=$),再与 $[Fe(CN)_5]^{3-}$ 生成紫红色化合物。

【实验材料】

1. 器材　凹孔玻片或试管、药匙、滴管、乳胶吸头。

2. 试剂　酮体粉:称取亚硝基铁氰化钠(AR)0.5g,无水碳酸钠(AR)10g,硫酸铵(AR)10g,分别研细后充分混合均匀,密闭存于棕色磨口瓶内,防止受潮。

3. 标本　新鲜尿液。

【实验步骤】

1. 加酮体粉　于凹孔玻片上(或试管内),分别加入 1 小勺酮体粉于 2 个孔内,1 孔为测定孔,1 孔为对照孔。

2. 滴加尿液　滴加尿液 2～3 滴于测定孔的酮体粉上,以完全将酮体粉浸湿为宜。

3. 观察结果　观察测定孔颜色变化,并与对照孔比较,5 分钟内出现紫色为阳性。结果判断见表 4-9。

表 4-9　改良 Rothera 法尿酮体定性检查结果判断

反 应 现 象	结 果 判 断
立即出现深紫色	强阳性(3+～4+)
立即呈现淡紫色后渐转深紫色	阳性(2+)
逐渐呈现淡紫色	弱阳性(1+)
5 分钟内无紫色出现	阴性(-)

【参考区间】

阴性。

【注意事项】

1. 试剂　易受潮失效,应密闭、干燥妥善保存。受潮的试剂及久置后色泽变黄的试剂均不能使用。

2. 标本　①乙酰乙酸不稳定,丙酮易挥发,因此应采用新鲜尿液标本。②尿液内如存在大量非晶形尿酸盐时,可能出现橙色反应,应离心除去尿酸盐干扰。

3. 反应温度　本反应在试剂与尿液接触时因产热而使氨释出,温度过低时,可在30℃水浴箱内进行。

（傅琼瑶）

实验六　尿胆红素定性检查

【实验目的】

掌握 Harrison 法定性测定尿中胆红素(bilirubin,Bil)的原理、操作方法和注意事项。

【实验原理】

用氯化钡吸附尿液中的胆红素(直接胆红素),经离心后,吸附物上的胆红素与试剂中的三价铁反应,被氧化成胆青素、胆绿素、胆黄素的混合物,根据阳性程度不同,可显示黄绿色、绿色至蓝绿色。

【实验材料】

1. 器材　尿杯、10ml 刻度离心试管、试管架、一次性刻度吸管、吸耳球、乳胶吸头、滴管、离心机。

2. 试剂　①100g/L 氯化钡溶液:氯化钡($BaCl_2 \cdot 2H_2O$)10.0g,溶解于 100ml 蒸馏水中。②三氯化铁溶液(Fouchet 试剂):100g/L 三氯化铁溶液 10ml 与 250g/L 三氯乙酸溶液 90ml 充分混合。

3. 标本　新鲜晨尿或随机尿标本。

【实验步骤】

1. 加尿液　取尿液 5ml 于 10ml 刻度离心管中。

2. 加氯化钡　向试管中加入氯化钡溶液 2.5ml,充分混匀,此时出现白色硫酸钡沉淀。

3. 离心　将试管以 1500r/min 离心 5 分钟,弃去上清液。上清液可用于尿胆原测定。

4. 加三氯化铁　向沉淀物表面滴加 2 滴 Fouchet 试剂,放置片刻后观察沉淀物表面或沉淀颜色的变化。

5. 观察结果　结果判断见表 4-10。

表 4-10　Harrison 法测定尿中胆红素试验结果判断

反 应 现 象	结 果 判 断
沉淀即刻显蓝绿色	强阳性(3+)
沉淀显示绿色	阳性(2+)
沉淀逐渐变为淡绿色	弱阳性(1+)
长时间不变色(10 分钟)	阴性(−)

【参考区间】

阴性。

【注意事项】

1. 标本　①尿液应新鲜,避光保存,及时送检,因为胆红素易被氧化而造成假阴性。②酸碱

81

度对反应有一定影响,当尿液呈碱性时,应滴加乙酸降低其 pH 再测定。③患者接受大剂量氯丙嗪治疗,以及尿中含有盐酸苯偶氮吡啶(泌尿道止痛药)时也可产生假阳性结果。

2. 操作 ①Harrison 法需要尿中有足够的硫酸根离子,如标本加氯化钡后沉淀不明显,可滴加硫酸铵试剂 1 ~ 2 滴以增加 SO_4^{2-} 的浓度,促使沉淀的生成。②Fouchet 试剂按每 5ml 尿加 2 滴为宜,加入量少则氧化不充分,加入量过多则氧化过度生成胆黄素,影响判断。③上清液残留过多,可影响反应和观察结果。

3. 结果判断 观察结果以颜色深浅和出现快慢为依据,Harrison 法测定尿中胆红素的敏感度较高,达 0.5mg/L。

4. 确证试验 Harrison 法测定尿中胆红素虽然操作烦琐,但是准确性高,可作为干化学试带法筛查后的确证试验。

实验七 尿胆原定性检查

【实验目的】

掌握改良 Ehrlich 法定性测定尿胆原(urobilinogen,Uro)的实验原理、操作方法和注意事项。

【实验原理】

尿胆原在酸性条件下与对二甲氨基苯甲醛反应,生成樱红色化合物,其颜色深浅与尿胆原含量有关。

【实验材料】

1. 器材 尿杯、10ml 刻度离心试管、试管架、1ml 和 5ml 刻度吸管、吸耳球、白色衬纸、离心机。

2. 试剂

(1)对二甲氨基苯甲醛溶液(Ehrlich 试剂):对二甲氨基苯甲醛 2.0g,溶于 80ml 蒸馏水中,逐滴缓慢加入浓盐酸 20ml,边加边摇,直至完全溶解,贮存于棕色瓶中保存备用。

(2)100g/L 氯化钡(BaCl$_2$)溶液:氯化钡(BaCl$_2$·2H$_2$O)10.0g,溶解于 100ml 蒸馏水中。

(3)蒸馏水。

3. 标本 新鲜晨尿或随机尿标本。

【实验步骤】

1. 去除胆红素 尿液中如含有胆红素应先行除去,方法见胆红素测定。

2. 加尿液 取不含胆红素的尿液或已除去胆红素的尿液上清液 2ml 于 10ml 刻度试管中。

3. 加试剂 向上述试管加入 Ehrlich 试剂 0.2ml,室温下静置 10 分钟。

4. 结果观察 将白色衬纸放在试管底部,从管口向管底观察颜色变化。结果判断见表 4-11。

表 4-11 改良 Ehrlich 法测定尿胆原的结果判断

反 应 现 象	结果判断
即刻显示深红色	强阳性(3+)
10 分钟后呈樱红色	阳性(2+)
10 分钟后呈微红色	弱阳性(1+)
10 分钟后不变色,加温后也无反应	阴性(-)

5. 稀释阳性标本 如结果为阳性,需将尿液用蒸馏水分别稀释为 1:10、1:20、1:40、1:80 和 1:160,然后重复上述操作过程,以最高稀释倍数报告。

【参考区间】

阴性或弱阳性,1:20 稀释后阴性。

【注意事项】

1. 标本 ①尿液标本要求新鲜,避光,及时检测,久置后尿胆原氧化为尿胆素而呈假阴性。②尿胆原含量受饮水影响大,大量饮水因稀释可转阴。③使用抗生素抑制了肠道菌群,可使尿胆原生成减少而呈阴性。

2. 操作 ①Ehrlich 试剂与尿液加入量的比例应控制在 10:1 为宜。②尿中胆红素阳性应先除去,如用 $BaCl_2$ 沉淀或三氯甲烷萃取,否则干扰反应及结果判断。③内源性吲哚、卟胆原可与 Ehrlich 试剂产生颜色反应,可致结果呈假阳性。

3. 鉴别黄疸类型 尿中"二胆"(尿胆红素、尿胆原)定性测定,结合血液胆红素代谢指标的检查等,可用于临床上黄疸类型的鉴别,见表 4-12。

表 4-12 三种黄疸的实验室鉴别

黄疸类型	血清(μmol/L)				尿液			粪便	
	血清总胆红素	未结合胆红素	结合胆红素	颜色	尿胆红素	尿胆原	尿胆素	颜色	粪胆原粪胆素
正常人	<17.1	<17.1	<3.4	浅黄	阴性	1:20 阴性	阴性	黄褐	正常
溶血性黄疸	↑	↑	轻度↑	加深	阴性	强阳性	阳性	加深	增多
肝细胞性黄疸	↑	↑	↑	加深	阳性	阳性	阳性	正常或变浅	下降或正常
阻塞性黄疸	↑	正常或轻度↑	↑	加深	阳性	阴性	阴性	变浅或白陶土样	减少或消失

注:"↑"为升高

实验八 尿亚硝酸盐定性检查

【实验目的】

掌握 Griess 法定性测定尿中亚硝酸盐(nitrite,NIT)的原理、操作方法和注意事项。

【实验原理】

大肠埃希菌等革兰阴性杆菌能还原尿液中的硝酸盐为亚硝酸盐,使试剂中的对氨基苯磺酸重氮化,成为重氮苯磺酸。重氮苯磺酸再与 α-萘胺结合生成红色的 N-α-萘胺偶氮苯磺酸。

【实验材料】

1. 器材 中型试管、药匙、刻度吸管或滴管。

2. 试剂 对氨基苯磺酸 10g、酒石酸 89g 和 α-萘胺 1.5g 混合,并研成细末状,贮存于棕色瓶中。

3. 标本 新鲜晨尿或随机尿标本。

【实验步骤】

1. 取尿液 取尿液 3~5ml 置于试管内。

2. 加试剂 立即加入 Griess 试剂(对氨基苯磺酸、酒石酸、α-萘胺)少许(约 0.05g),振荡摇匀。

3. 观察结果 呈粉红色至玫瑰红色者为阳性,无变化者为阴性。

【参考区间】

阴性。

【注意事项】

1. 标本 尿液必须新鲜,否则可造成假阳性。

2. 与细菌的关系 亚硝酸盐检测结果阳性与致病菌数量没有直接关系,但与细菌种类有关。

3. 产生阳性结果的条件 ①体内有适量硝酸盐存在。②尿液中致病菌含硝酸盐还原酶。

③尿液在膀胱内滞留时间>4小时。④应停止使用抗生素48小时以上。⑤大量摄入亚硝酸盐可致检测结果呈假阳性。

4. 维生素C干扰　尿中高浓度维生素C(≥250mg/L)可致假阴性结果。因为维生素C直接和重氮盐反应形成无色产物,阻止了偶联反应,试带将不发生颜色变化。

实验九　尿血红蛋白定性检查

【实验目的】

掌握邻联甲苯胺法定性测定尿中血红蛋白的原理、操作方法和注意事项。

【实验原理】

血红蛋白中的亚铁血红素有类似过氧化物酶样活性,能催化底物供氢体邻联甲苯胺脱氢,同时使 H_2O_2 还原为 H_2O。邻联甲苯胺氧化脱氢后,其分子结构发生了改变而显蓝色,其颜色的深浅与血红蛋白含量成正比。

【实验材料】

1. 器材　酒精灯、小试管、试管夹、刻度吸管、滴管、乳胶吸头、滤纸条。

2. 试剂

(1)邻联甲苯胺冰乙酸溶液:取邻联甲苯胺1g,溶于冰乙酸和无水乙醇各50ml的混合液中,浓度为10g/L,置棕色瓶中,放冰箱内保存,可用8~12周。若溶液变暗色则已失效,应重新配制。

(2)3%过氧化氢溶液:3ml过氧化氢溶于100ml蒸馏水中,密封保存。最好为临用时配制。

3. 标本　晨尿或随机尿标本。

【实验步骤】

1. 滤纸条法

(1)加尿液:取新鲜尿液1滴于滤纸条上,近酒精灯处小心烘干,使尿液浓缩并破坏其易热酶。在形成的尿液痕迹处再滴加标本并烘干,如此重复操作3~4次。

(2)加试剂:滴加邻联甲苯胺冰乙酸溶液2~3滴于尿液痕迹处,再滴加等量的3%过氧化氢溶液,立即观察尿痕迹处颜色变化。2分钟之内显蓝绿色为阳性。结果判断见表4-13。

表4-13　邻联甲苯胺法血红蛋白定性结果判断

反 应 现 象	结果判断
加入试剂后立即出现黑褐色	阳性(4+)
加入试剂后立即出现蓝褐色	阳性(3+)
加入试剂后由浅蓝褐色逐渐变为明显的蓝褐色	阳性(2+)
加入试剂10秒后由浅蓝色逐渐变为蓝色	阳性(1+)
加入试剂2分钟后仍不显色	阴性(-)

2. 试管法

(1)加尿液:取新鲜尿液3~4滴于小试管中,加热破坏其易热酶。

(2)加试剂:滴加邻联甲苯胺冰乙酸溶液1~2滴,再滴加等量的3%过氧化氢溶液,混匀。

(3)观察结果:在白色背景下观察小试管中反应液的颜色变化,2分钟之内显蓝绿色为阳性。结果判断同滤纸条法。

【参考区间】

阴性。

【注意事项】

1. 标本 尿液应新鲜,采集后 1 小时内完成试验。

2. 滤纸

(1) 滤纸质量差可产生假阳性。故应选择质量优良的滤纸,并且每批滤纸使用前都应做空白试验。

(2) 滴加尿液于滤纸上的操作,应少量多次进行。多次滴加尿液,其目的是保证有足量的标本参与反应,但一次性滴加尿量过多,可使滤纸湿软易烂。

3. 试剂

(1) 3% 过氧化氢:过氧化氢易分解,应贮于棕色密闭滴瓶中,用前应用血膜发泡试验检查是否有效,还应进行阳性对照试验。血膜发泡试验方法:取 1 滴 3% 过氧化氢试剂滴于新鲜干血膜上,如产生小气泡为有效,否则重新配制。

(2) 加入的试剂量,应遵循试验操作要求,过多会使滤纸湿软易烂。冰乙酸在反应中还可起到加速试验反应的作用。

4. 维生素 C 等物质干扰 尿中维生素 C 含量>100mg/L,可竞争过氧化氢中的氧而使反应阳性程度减弱甚至假阴性,故检验前一日患者不得服用大剂量维生素 C。当尿液被漂白粉等强氧化剂污染或含有大量白细胞、细菌时则产生假阳性。容器不可单纯用自来水冲洗,疑有白细胞、细菌增多时,检测前应将尿液煮沸 2 分钟,以除去易热酶。近年来,采用单克隆胶体金技术的隐血试纸条克服了肌红蛋白、维生素 C 的干扰。

5. 肌红蛋白尿干扰 若尿液中含有肌红蛋白(myoglobin,Mb),也可致试验呈阳性反应,应注意鉴别。

(严家来)

实验十 尿肌红蛋白定性检查

【实验目的】

熟悉邻联甲苯胺法定性检测尿肌红蛋白的原理、操作方法和注意事项。

【实验原理】

肌红蛋白(Mb)与血红蛋白(Hb)的结构相似,分子中的血红素基团具有过氧化物酶的活性,能催化底物供氢(电子)体邻联甲苯胺脱氢,同时使 H_2O_2 还原为 H_2O,邻联甲苯胺脱氢后,其分子结构发生了改变,从而出现了色基而显蓝色。肌红蛋白可溶于 80% 饱和度的硫酸铵溶液中,而血红蛋白则发生沉淀,借以分离与鉴别。

【实验器材】

1. 器材 大试管、小试管、试管架、吸管、吸耳球、微量吸管、滤纸、离心机等。

2. 试剂 ①200g/L 磺基水杨酸。②10g/L 邻联甲苯胺冰乙酸溶液。③3% 过氧化氢溶液。④硫酸铵(CR)粉末。

3. 标本 新鲜尿液。

【实验步骤】

1. 尿蛋白定性 用磺基水杨酸法作蛋白定性,如呈阴性反应,可认为 Hb 和 Mb 定性为阴性。如呈阳性反应,继续以下操作。

2. Hb 和 Mb 定性试验 向小试管中加新鲜尿液 4 滴,10g/L 邻联甲苯胺冰乙酸溶液 2 滴,混匀后,加 3% 过氧化氢溶液 3 滴,如变蓝色或蓝绿色,表明尿液中有 Hb 或(和)Mb 存在。如呈阳性反应,继续以下操作。

3. 硫酸铵沉淀 Hb 将待测尿液过滤或离心后,取 5ml 上清液加入大试管,加硫酸铵粉末

2.8g,使之溶解混合,饱和度约为80%,静置5分钟,用滤纸过滤或离心。

4. 定性肌红蛋白　于上清液(滤液)中分别加入10g/L邻联甲苯胺冰乙酸溶液2滴,3%过氧化氢溶液3滴,如出现蓝色或蓝绿色,表示有肌红蛋白存在。

5. 结果判断　如上清液不出现蓝色,可用同样方法对沉淀进行试验。通过上清液和沉淀的邻联甲联苯胺隐血试验,可以初步判断两种蛋白尿类型。见表4-14。

表4-14　硫酸铵法鉴别血红蛋白和肌红蛋白结果判断

蛋白类型	上清液蓝色	沉淀蓝色
血红蛋白	不出现	出现
肌红蛋白	出现	不出现
血红蛋白+肌红蛋白	出现	出现

【参考区间】
阴性。

【注意事项】

1. 标本　①标本必须新鲜,以免防止肌红蛋白被还原或变性。②有些尿液标本虽颜色很深,但主要是由于卟啉、尿黑酸、药物及染料等所致,它们不被磺基水杨酸沉淀,因此可直接判定为肌红蛋白阴性。

2. 操作　①加入硫酸铵粉末时,动作要缓慢,并避免剧烈搅拌使肌红蛋白与血红蛋白一起被沉淀。②为了达到完全沉淀的目的,可用NaOH溶液将尿液pH调节为$7.0 \sim 7.5$。

实验十一　尿含铁血黄素定性检查

【实验目的】
熟悉尿含铁血黄素定性检查(Rous试验)的原理和操作方法。

【实验原理】
含铁血黄素为不稳定的铁蛋白聚合体,是含铁质的棕色色素。当尿中存在含铁血黄素时,其高铁离子(Fe^{3+})在酸性环境中与亚铁氰化物作用,产生蓝色的亚铁氰化铁沉淀,又称为普鲁士蓝反应。

【实验器材】

1. 器材　试管、试管架、离心机、载玻片、盖玻片、显微镜等。

2. 试剂

(1) 20g/L亚铁氰化钾溶液:取0.2g亚铁氰化钾溶于10ml的蒸馏水中,使用时配制。

(2) 3%盐酸(V/V)。

3. 标本　新鲜尿液。

【实验步骤】

1. 标本预处理　取混匀新鲜尿液5~10ml于试管内,以2000r/min(RCF 550g)离心5分钟,倾去上清液。

2. 加试剂　在沉淀物中加入新鲜配制的20g/L亚铁氰化钾溶液及3%盐酸各1~2ml,充分混匀后,静置10分钟。

3. 离心　以2000r/min(RCF 550g)离心5分钟,再倾去上清液。

4. 显微镜检查　取沉淀物涂片,加盖玻片后用高倍镜(必要时用油镜)观察有无游离的蓝色颗粒,或含蓝色颗粒的细胞。

5. 结果判断 显微镜下发现分散或成堆蓝色颗粒(直径 1 ～ 3μm)即为阳性,如在细胞内更为可靠。

【参考区间】

阴性。

【注意事项】

1. 铁剂污染 所有器材、试剂和标本等均不能有铁剂污染,否则会造成假阳性。

2. 试剂 亚铁氰化钾在中性溶液中会水解,因此试剂要新鲜配制,以免出现假阴性。

3. 标本 最好采集晨尿或多次检查,以提高阳性检出率。

4. 操作

(1) 阴性对照:如亚铁氰化钾与盐酸混合时出现蓝色,表示试剂已经被污染,不宜再使用,应重新配制。

(2) 加试剂:盐酸过少,易出现假阴性,有时可加 1 ～ 2 滴浓盐酸,以提高检出率。

(3) 显微镜检查:含铁血黄素颗粒直径在 1μm 以上,才能在显微镜下检出。如颗粒太小,在普通显微镜下无法识别,此时的阴性结果不能完全排除血管内溶血。

实验十二 尿本周蛋白定性检查

一、热沉淀反应法

【实验目的】

掌握热沉淀反应法(凝溶法)检查本周蛋白的原理、方法和注意事项。

【实验原理】

本周蛋白(Bence Jones protein,BJP)又称凝溶蛋白,是一种免疫球蛋白的轻链或其聚合体。其在一定的 pH 条件下,加热至 40 ～ 60℃ 时发生沉淀反应,当温度升高至 90 ～ 100℃ 时,沉淀消失;当温度降至 40 ～ 60℃ 时,又重新出现沉淀。

【实验器材】

1. 器材 大玻璃试管、试管夹、试管架、2ml 和 10ml 刻度吸管各 1 支、滴管、吸耳球、漏斗、玻璃棒、滤纸、广泛 pH 试纸、定时钟、离心机、恒温水浴箱等。

2. 试剂

(1) 200g/L 磺基水杨酸溶液。

(2) 2mol/L 乙酸盐缓冲液(pH 4.8 ～ 5.0):取乙酸钠($CH_3COONa \cdot 3H_2O$)17.5g,加冰乙酸 4.1ml,再加蒸馏水至 100ml,调 pH 至 4.9。

3. 标本 新鲜尿液。

【实验步骤】

1. 尿蛋白定性 先将尿液离心后取上清液,用磺基水杨酸法作蛋白定性,如呈阴性反应,可认为 BJP 定性为阴性;如呈阳性,继续以下操作。

2. 测定尿液 pH 用广泛 pH 试纸测试尿液 pH,如尿液 pH<4.0,应调节至 pH 4.5 ～ 5.5。

3. 热沉淀反应

(1) 取标本:于大玻璃试管中加入尿液 4ml。

(2) 加乙酸缓冲液:加 2mol/L 乙酸缓冲液 1ml,充分混匀。

(3) 加热沉淀:将试管置于 56℃ 水浴箱 15 分钟,观察有无沉淀。如果出现混浊或沉淀,则将试管置于沸水中 3 分钟,若混浊变清、混浊减轻或沉淀减少,视为 BJP 阳性;若混浊无变化或沉淀增加视为 BJP 阴性,均需进行验证。

4. BJP 阳性验证　将沸水中的尿液趁热过滤,然后静置,如果滤液在温度降至 40 ~ 60℃时,又出现混浊,则证实 BJP 为阳性。或在滤液中加入浓硝酸(注意沿试管壁缓缓加入),切勿混匀,使之形成两液体界面,如接触界面处形成白色沉淀环,则为 BJP 阳性。

【参考区间】

阴性。

【注意事项】

1. 标本　①尿液应新鲜,以减少清蛋白、球蛋白分解变性产生的干扰。如遇到混浊的尿液,应先将尿液离心后取上清液进行试验。②严格控制或调节 pH,当尿液 pH<4.0 时,可使分子聚合受到抑制而呈假阴性。凝溶法最适 pH 为 4.5 ~ 5.5。

2. 操作

(1) 肉眼观察要仔细,光线要明亮,试管要洁净,试管透明度要好,便于观察。

(2) 沸水中的尿液趁热过滤时,动作要迅速,保持高温,不要振荡,防止 BJP 夹杂于其他蛋白中被过滤除掉而造成假阴性。

3. 其他　服用利福平类抗结核药物的患者可出现 BJP 假阳性。

二、对甲苯磺酸法

【实验目的】

熟悉对甲苯磺酸法检查尿本周蛋白的原理和方法。

【实验原理】

对甲苯磺酸能使分子质量较小的 BJP 发生沉淀,而与清蛋白和球蛋白等较大分子质量的蛋白质不发生反应。

【实验器材】

1. 器材　大玻璃试管、试管夹、试管架、2ml 刻度吸管、吸耳球、离心机。

2. 试剂

(1) 120g/L 对甲苯磺酸溶液:对甲苯磺酸 12g 溶于 100ml 蒸馏水中。

(2) 冰乙酸。

3. 标本　新鲜尿液。

【实验步骤】

1. 对照管　于试管中加入尿液 1ml,再加入冰乙酸 0.5ml,轻轻混匀,静置 5 分钟。

2. 测定管　于试管中加入尿液 1ml,再加入 120g/L 对甲苯磺酸溶液 0.5ml,轻轻混匀,静置 5 分钟。

3. 观察结果　测定管清晰透明,或与对照管相似,为 BJP 阴性;若测定管混浊加重或有沉淀,对照管清晰透明或轻度混浊,则为 BJP 阳性。

【参考区间】

阴性。

【注意事项】

1. 标本　尿液应新鲜,以减少清蛋白、球蛋白分解变性产生的干扰。如遇到混浊的尿液,应先将尿液离心后,取上清液进行试验。

2. 操作　当尿液中的其他球蛋白>5g/L 时可出现假阳性,需要用其他特异性高的方法(如免疫电泳)进行验证。

3. 其他　服用利福平类抗结核药物的患者可出现 BJP 假阳性。

实验十三　尿乳糜定性检查

【实验目的】

熟悉尿乳糜定性检查的原理和操作方法。

【实验原理】

乳糜液中含脂肪微粒,较大的脂粒在显微镜下呈球状,可通过脂溶性染料苏丹Ⅲ着红色在显微镜下识别,即为乳糜试验阳性。过小的脂粒不易在显微镜下观察,可利用其溶于乙醚的特性,脂肪被乙醚萃取,使乳白色混浊尿变清,即为乳糜试验阳性。

【实验器材】

1. 器材　一次性尿杯、洁净带塞 10ml 容量试管、试管架、5ml 吸管、吸耳球、玻璃棒、水浴箱、离心机、蒸发皿、显微镜等。

2. 试剂

（1）乙醚(AR)。

（2）苏丹Ⅲ染液:95%乙醇10ml,加入冰乙酸90ml,混合;再加入1药匙苏丹Ⅲ粉末,充分混匀,使苏丹Ⅲ达到饱和。

3. 标本　新鲜尿液。

【实验步骤】

1. 萃取　取 5～10ml 尿液于试管内,加乙醚 2～3ml,加塞后用力振摇 5～8 分钟,使脂肪完全溶解于乙醚中,静置数分钟。

2. 离心　以 2000r/min(RCF550g)离心 5 分钟。

3. 蒸发　取乙醚与尿液的界面层,平铺在蒸发皿表面,放置水浴箱中蒸干,观察蒸发皿表面有无油状或蜡状残留物。

4. 染色、显微镜观察　向残留物中滴加苏丹Ⅲ染液 1 滴,将蒸发皿放置低倍镜下检查,如发现有圆形、大小不等、橘红色或红色的球形小体,即为脂肪颗粒,必要时可用高倍镜确认。

5. 判断结果　如混浊尿液加乙醚振摇,分层后,尿液较前澄清,镜下发现红色脂肪颗粒,即为尿乳糜定性试验阳性。

6. 结果报告　尿乳糜定性试验:阴性或阳性。

【参考区间】

阴性。

【注意事项】

1. 标本　标本应新鲜,女性应避免混入阴道分泌物。

2. 操作

（1）萃取:提取脂肪颗粒时振摇要充分,使尿液中的乳糜微粒完全溶解于乙醚层;在尿液中加入少量饱和氢氧化钠,再加入乙醚,有助于尿液的澄清。

（2）蒸干:可使乳糜微粒再次浓缩。但如分离层中脂肪含量较丰富,也可直接涂片,苏丹Ⅲ染色镜检。

（3）显微镜检查:尿液直接显微镜检查时,乳糜尿中的乳糜微粒如未发生球状结合,则镜下不易观察到。

3. 其他

（1）与脓尿标本鉴别:脓尿标本离心后上层液体清晰,尿沉渣显微镜检查可发现大量白细胞。乳糜尿离心后仍混浊不分层,加乙醚后澄清。

（2）与非晶形磷酸盐或尿酸盐尿标本鉴别:在尿液中加热或加酸,混浊消失为非晶形磷酸盐或尿酸盐。

（3）本试验阳性时,注意在尿沉渣中寻找微丝蚴。

（4）乳糜尿与脂肪尿的异同:乳糜尿与脂肪尿的形成机制不同,前者主要是由于丝虫感染或其他一些疾病导致肾盂或(和)输尿管部位的淋巴管破裂,使淋巴液进入尿液而出现乳糜尿。后者常见于肾病综合征、肾小管变性等疾病,使肾脏的通透性和重吸收功能受到损害,脂肪混入尿液。乳糜尿的主要成分是甘油三酯、清蛋白、卵磷脂、胆固醇、纤维蛋白等(脂肪与蛋白质结合而被乳化);乳糜尿静置后分为3层,上层为脂肪层,中间为乳白色或色泽较清的液体,下层为沉淀物(如细胞、微丝蚴等有形成分)。脂肪尿的主要成分是来自血液中的甘油三酯和胆固醇。二者经苏丹Ⅲ染色后,在显微镜下均可见圆形、大小不等、橘红色或红色的球形小体。

实验十四　尿人绒毛膜促性腺激素定性检查

【实验目的】

掌握尿中人绒毛膜促性腺激素(hCG)定性检查(胶体金法)的原理、方法和注意事项。

【实验原理】

将羊抗鼠 IgG 抗体、羊抗人 hCG 多克隆抗体分别固定在特制的纤维素试带上,呈上下两条线排列;羊抗鼠 IgG 线在试带上方为阴性对照,羊抗人 hCG 在试带下方为测定线。试带底端吸水剂中含有均匀分布的胶体金标记鼠抗人 hCGβ 链单克隆抗体及胶体金标记的鼠 IgG(抗原)。检测时将试带下端浸入尿液中一定时间后取出,通过 hCG 先与胶体金标记的 β-hCG 单克隆抗体结合,待行至膜上固定的 hCG 抗体线(检测线处)时,形成金标鼠抗人 β-hCG 单抗-尿 hCG 抗原-羊抗人 hCG 多抗的双抗夹心式复合物,试带上显紫色反应线为阳性。胶体金标记的鼠 IgG(抗原)随尿上行至与羊抗鼠 IgG 抗体时形成抗原抗体复合物,在控制线处呈现紫红色线即阴性对照线。

【实验器材】

1. 器材　一次性尿杯。

2. 试剂　hCG 商品试剂盒。

3. 标本　新鲜晨尿。

【实验步骤】

1. 浸湿试条　将测试条有箭头指示的一端插入尿液中,但不能超过标记线(MAX 线),3 秒后取出平放。

2. 观察结果　5 分钟内肉眼观察测试条指示端相应位置有无红色反应线出现。

3. 判断结果

（1）阳性:在检测线和控制线处均出现一条紫红色反应线。

（2）阴性:仅在控制线处出现一条紫红色反应线。

（3）无效:无紫红色反应线出现;或仅在检测线处出现一条紫红色反应线,控制线不显色。

4. 结果报告　尿 hCG 定性试验(胶体金法):阴性或阳性。

【参考区间】

①正常妊娠妇女:阳性。②非怀孕健康人:阴性。

【注意事项】

1. 试条　室温、避光、避热、干燥处贮存;若低温保存试条,使用前要恢复至室温后方可开试条袋使用;注意有效期。

2. 标本

（1）使用新鲜尿,宜采用晨尿,必要时离心取上清液进行试验。

（2）标本不能及时检测时,应 2～8℃贮存,但贮存时间不应超过 48 小时。

（3）严重的蛋白尿、血尿、菌尿标本对结果有干扰,应禁止使用。

3. 操作

（1）浸湿试条:试条插入尿液中不能超过标记线,并按规定时间后取出(3 秒)。

（2）观察结果:按规定时间观察结果;无红色反应线出现,或仅在检测线处出现一条红色反应线,可能试条失效,试验无效。

（3）判断结果:当 hCG 浓度很高时检测线很明显,对照线可能相对较弱,为正常现象。

（4）不同厂家生产的试剂盒方法上有差异,以说明书为准。

4. 其他 每次试验应做阴性和阳性对照。

（吴 英）

实验十五 尿液分析仪的应用

一、尿液干化学分析仪检验

【实验目的】

掌握尿液干化学分析仪检测的原理、方法和影响因素。

【实验原理】

尿液中化学物质与干化学试带上检测模块中的试剂发生颜色反应,呈色深浅与尿液中相应物质的浓度呈正相关。将试带置于尿液干化学分析仪的检测槽,各模块依次受到仪器特定光源照射,颜色及其深浅不同,对光的吸收反射也不同。仪器将不同强度的反射光转换为相应的电信号,其电流强度与反射光强度呈正相关,结合空白和参考模块经计算机处理校正为测定值,最后以定性和半定量的方式报告检测结果。

【实验材料】

1. 器材 尿液干化学分析仪,其主要构成部分见图 4-3。

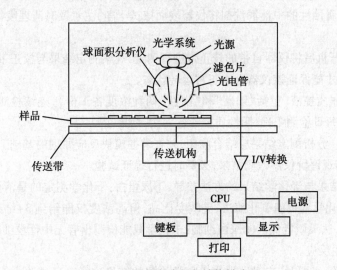

图 4-3 尿干化学分析仪结构模式图

2. 试剂 尿液干化学试带条,人工尿质控液,质控试带。

3. 标本 新鲜尿液标本 10ml。

【实验步骤】

以半自动尿液干化学分析仪为例。

1. 开机　开启电源,仪器开始自检过程,自检通过后进入待测试状态。

2. 质控试带检测　将专用质控试带条置于检测槽中,按下测试键,待仪器打印出质控试带测试结果,且显示与定值结果符合后,取回质控试带条保存。

3. 样本检测　将多联尿液干化学试带完全浸入尿中 1～2 秒后取出,沿试管壁将试带上多余尿液沥干,必要时用滤纸吸去,然后将试带条置于检测槽中,按下测试键,仪器完成检测后,自动打印出结果。

4. 报告方式　仪器打印的结果报告一般按试带条模块顺序依次列出检测结果。

【参考区间】

见表 4-15。

表 4-15　尿液干化学试带结果参考区间

项目	参考区间	项目	参考区间
酸碱度(pH)	4.5～8.0	胆红素(BIL)	阴性
比重(SG)	1.003～1.030	尿胆原(URO)	阴性或弱阳性
蛋白质(PRO)	阴性	白细胞(LEU)	阴性
葡萄糖(GLU)	阴性	红细胞(RBC)	阴性
酮体(KET)	阴性	维生素 C(VitC)	0～100mg/L
亚硝酸盐(NIT)	阴性		

【注意事项】

1. 测试环境　检测温度要适宜,仪器、尿液标本和干化学试带的温度都应维持在 20～25℃,以保证仪器在最佳温度环境内工作。

2. 试带保存　使用配套的合格试带并妥善保管,不得随意更换。试带从冷藏温度恢复到室温之前,不要随意打开试带筒的密封盖。每次取用后应立即密封盖上瓶盖,防止干化学试带受潮变质。推荐室温保存。

3. 仪器保养　保持仪器试带条检测槽的清洁,保证测试光路无污物和灰尘。每日工作完毕,应用清水或无腐蚀性的中性清洗剂将仪器表面擦拭干净;注意及时清理废物盒。

4. 质量控制

(1) 每天在开机后将仪器自带的校正带进行测定,观察测定结果与校正带标示结果是否一致,只有完全一致才能保证该仪器处于正常运转状态。

(2) 取人工尿质控液(包括"阳性"和"阴性"两种浓度各 1 份),连续检测 20 次,以建立本实验室靶值范围,每日检测阳性、阴性质控液各一次,结果在控。

5. 结果分析　分析测定结果应结合临床,并在掌握模块反应原理的基础上充分考虑其影响因素(表 4-16),客观评价仪器检测结果,必要时进行确证试验。

(1) 干化学结果与湿化学结果的方法差异:①尿蛋白:干化学测定的是清蛋白,对球蛋白不敏感。②尿糖:干化学葡萄糖氧化酶法,灵敏度比高,但高浓度仅能给到 3+ 结果。③尿胆红素:试带法比 Harrison 法灵敏度低。④尿白细胞:干化学只能检测出有无中性粒细胞,而不与淋巴细胞和单核细胞发生反应。

(2) 确证试验:必要时,应对试带法干化学检测的结果进行确证试验。①尿清蛋白的确证试验为磺基水杨酸法。②尿葡萄糖的确证试验为葡萄糖氧化酶定量法。③尿胆红素的确证试验为 Harrison 法。④尿白细胞、红细胞的确证试验为尿沉渣显微镜检查。

(3) 显微镜复检:尿液干化学试带检查只是一种筛检试验,多用于健康普查和疾病初筛,而不能替代尿液有形成分的显微镜检查。对于蛋白质、白细胞、红细胞、亚硝酸盐中任一阳性,必须进行人工镜检。混浊尿液、肾病患者尿液等,则全部均需显微镜检查。

表4-16　影响尿液试带结果的因素

项目	假 阴 性	假 阳 性
GLU	大剂量维生素C、酮尿、高比重尿、细菌污染	容器被氧化剂污染
BIL	大剂量维生素C、光照、亚硝酸盐、氯丙嗪、盐酸苯偶氮吡啶	吩噻嗪或吩嗪类药物
BLD	大剂量维生素C、蛋白质、糖尿	肌红蛋白尿、菌尿、氧化剂污染、不耐热的触酶
URO	亚硝酸盐、光照、重氮药物、对氨基水杨酸	胆色素原、磺胺、吲哚、吩噻嗪类、维生素K等
NIT	大剂量维生素C、感染细菌无亚硝酸盐还原酶、膀胱贮存时间短、食物含硝酸盐过低、尿量过多	摄入含亚硝酸盐丰富的食物、陈旧尿、亚硝酸盐或偶氮剂污染
SG	尿素、pH降低使SG降低	尿蛋白、尿糖、造影剂使SG增高
KET	酮体挥发、试带受潮	甲基多巴、羟喹啉、丙酮、苯、酞
pH	浸入尿液时间过长使pH降低	尿液不新鲜、细菌繁殖产碱使pH增高
PRO	酸性尿、大剂量青霉素钾盐	碱性尿、聚乙烯、奎宁、嘧啶
LEU	大剂量维生素C、葡萄糖、蛋白质等	甲醛、胆红素、呋喃妥因

二、尿液有形成分分析仪检验

【实验目的】

熟悉尿液有形成分分析仪检测的原理和测定项目。

【实验原理】

1. 流式细胞型尿有形成分分析仪　荧光染料9-氮杂菲和羧化氰对尿中各类有形成分进行染色(9-氮杂菲对细胞核着色,羧化氰对细胞膜着色),经激光照射,根据有形成分发出的荧光强度、散射光强度及电阻抗大小,经综合分析得出血细胞、上皮细胞、管型和细菌定量值,各种有形成分的散射图、血细胞直方图,尿中红细胞形态信息、病理性管型、上皮细胞、结晶、酵母样真菌等信息。

2. 影像捕获型尿有形成分分析仪　仪器自动吸取未离心尿液标本,用数字摄像机自动捕获500幅或更多照片,进行数字化图像分析,与贮存有形成分图像的自动粒子识别软件进行比较,定量报告尿液中有形成分的数量,包括红细胞、白细胞、白细胞聚集、透明管型、未分类管型、鳞状上皮细胞、非鳞状上皮细胞、细菌、酵母菌、结晶、黏液和精子等。

【实验材料】

1. 器材　全自动流式细胞型尿液有形成分分析仪或影像捕获型有形成分分析仪。

2. 试剂　仪器配套的稀释液、鞘流液、染色液,校准品及质控物。

3. 标本　新鲜尿液标本10ml。

【实验步骤】

1. 开机　开启电源,仪器开始自检过程。

2. 检测本底和质控　自检无误后,仪器自动充液并进行本底测试(空白计数)。本底检测通过后,进行仪器质控检查。

3. 质控分析　进行标本检测前,至少使用两种浓度水平的质控液进行检测,如果失控,应分析原因,重新进行测试,直到所有参数均在控,再进行以下操作。

4. 检测尿液标本　质控通过后才能进行样品测试,测试方式可选择自动或手动两种方式。如选择手动测试,把混匀的尿液标本置于进样口,按进样键,仪器完成测试过程。如选择自动模式,将标本放置在专用的试管架上,放入自动进样槽,对第一个标本编号后按开始键,仪器自动混匀、吸样、检测。

5. 打印、分析结果　检测结束后,仪器自动显示、打印结果或传入 Lis 系统(实验室信息管理系统)。结合尿液干化学检查结果,筛选异常标本离心后进行人工显微镜复查。

6. 报告方式

(1) 定量参数:红细胞(RBC/μl);白细胞(WBC/μl);上皮细胞(EC/μl);管型(CAST/μl);细菌(BACT/μl)。

(2) 提示参数:病理管型(Path. CAST);小圆上皮细胞(SRC);类酵母菌(YLC);结晶(Crystal);精子(Sperm)。

(3) 尿液有形成分的散点图与直方图:由流式细胞型尿沉渣分析仪提供。

(4) 尿液有形成分影像照片:由影像捕获型尿沉渣分析仪提供。

【参考区间】

实验室应根据所用仪器和试剂,建立符合本实验室要求的参考区间。以某厂家生产的全自动尿沉渣分析仪为例,其参考区间见表 4-17。

表 4-17　全自动尿沉渣分析仪参考区间

项目	<18 岁		≥18 岁	
	男性	女性	男性	女性
红细胞(RBC/μl)	0~11.4	0~14.8	0~9.9	0~17.6
白细胞(WBC/μl)	0~7.2	0~11.0	0~10.4	0~15.4
上皮细胞(EC/μl)	0~2.7	0~8.8	0~5.0	0~8.7
管型(CAST/μl)	0~0.78	0~0.39	0~0.89	0~0.62
细菌(BACT/μl)	0~2306	0~3395	0~1991	0~3324

【注意事项】

1. 测试环境　仪器的最佳工作温度在 20~25℃,相对湿度为 30%~85%,远离电磁干扰。

2. 标本要求　尿液标本中若细胞数>2000/μl 时,将会影响下一个标本的测定结果。尿液标本中若有较大的颗粒外来物,可引起仪器管道阻塞。如尿液标本中有防腐剂或荧光素,可降低流式细胞型尿有形成分分析仪的可靠性。

3. 仪器保养　操作人员必须熟悉仪器性能,严格按说明书操作,做好质控及仪器保养,定期清洗及检查各系统。

4. 结果分析

(1) 尿中存在大量黏液、结晶、真菌、精子、红细胞血影等,可引起管型、红细胞、细菌等项目计数结果假性增高或减低。

(2) 尿液全自动有形成分分析仪作为筛检工具有其广泛用途,但由于对尿液中的某些有形成分不能准确识别,因此不能完全取代人工显微镜检查。在实际应用中,对于有异常成分,尤其与干化学检查结果不相符的尿液标本,一定要进行人工显微镜镜检复查。

(刘　怡)

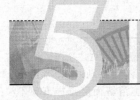

第五章

粪便和分泌物检验

实验一 粪 便 检 查

一、粪便一般性状检查

【实验目的】

掌握粪便一般性状检查内容、方法和注意事项。

【实验材料】

1. 器材 一次性标本容器。

2. 标本 新鲜粪便。

【实验步骤】

1. 观察外观 取新鲜粪便,肉眼仔细观察其颜色及性状。

2. 观察特殊成分 选择粪便异常部分,肉眼仔细观察有无黏液、寄生虫体等。

3. 报告方式 根据不同颜色和性状作描述性报告,如颜色为黄色、褐色、红色、黑色、白色等;性状为柱状软便、球形硬便、稀汁样便、黏液脓血便、米泔样便等。

【参考区间】

①颜色:成人:黄色、黄褐色;婴儿:黄绿色或金黄色。②性状:柱状软便;婴儿较稀软或糊状便。③无黏液及寄生虫体。

二、粪便显微镜检查

【实验目的】

掌握粪便显微镜检查方法,熟悉粪便中各种有形成分的形态特点。

【实验材料】

1. 器材 显微镜、载玻片、盖玻片、小镊子、竹签。

2. 试剂 生理盐水,细胞染色用瑞特染液,脂肪染色用苏丹Ⅲ染液,寄生虫卵用卢戈(Lugol)碘液。

3. 标本 新鲜粪便。

【实验步骤】

1. 制备涂片 取洁净载玻片,滴加生理盐水 1～2 滴,用竹签挑取粪便中的异常部位或多处取材,与生理盐水混合涂成直径约 2cm 的圆形薄片,厚度以能透视纸上字迹为宜,加盖玻片。

2. 镜下观察 首先在低倍镜下观察全片有无虫卵、原虫和食物残渣等,再换高倍镜观察细胞的情况,并对其数量进行估计。观察由上至下,由左至右,避免重复。常见虫卵形态见《人体寄生虫检验》,常见细胞及食物残渣形态见表5-1。

3. 报告方式 见表5-2。

表 5-1　粪便细胞、食物残渣的形态特征

名称	形态特征	鉴别方法
红细胞	有折光性双凹的圆盘状、草黄色,大小与血液中红细胞一致	与酵母样真菌鉴别:①加冰乙酸后,红细胞溶解而酵母样真菌不溶。②瑞特染色
白细胞(粒细胞)	退化形态,肿胀、边缘不整齐或已破碎、胞核结构不清、胞质充满细小的颗粒,呈灰白色,常成堆出现	瑞特染色
吞噬细胞	直径 15 ~ 30μm,大小不等,圆形、卵圆形或有伪足,胞核 1 ~ 2 个,含有吞噬的颗粒、细胞碎屑、细胞、细菌等	与上皮细胞鉴别:瑞特染色
上皮细胞	卵圆形或短柱状、细胞较厚,结构模糊	
肌纤维	无色或黄色,长方形或纤维状,具有横纹或纵纹,两端钝圆	滴加冰乙酸可使结构清晰
淀粉颗粒	有同心性线纹状或不规则的条纹状,大小不等,呈圆形、椭圆形的颗粒	加碘液后染成棕色或棕黑色,若部分水解时呈红褐色
脂肪颗粒	大小不等的圆形光亮小球,折光性强	苏丹Ⅲ染色,呈橘红色

表 5-2　粪便显微镜检查报告方式

视野中细胞数	报告方式
多个视野无发现	未见异常
观察多个视野仅见 1 个	偶见
不见或一个视野最多见到 5 个	0 ~ 5
6 ~ 10 个/视野(占视野面积 1/4)	1+
>10 个/视野(占视野面积 1/2)	2+
视野中均匀分布,难以计数(占视野面积 3/4 及以上)	3+ ~ 4+

（1）低倍镜下报告寄生虫虫卵、原虫和食物残渣等,如"查见某种虫卵"、"查见较多植物细胞和纤维素"等。

（2）以每高倍镜视野所见最低值和最高值报告细胞。

【参考区间】

①细胞:无红细胞,无或偶见白细胞。②虫卵:无寄生虫卵。③食物残渣:少量。

【注意事项】

1. 制备涂片　①制备多张涂片镜检以提高阳性率,寄生虫卵检查应制涂厚片。②涂片应加盖玻片,以免镜检时污染物镜。

2. 显微镜检查　应以低倍镜观察全片有无虫卵等,用高倍镜观察至少每片 10 个视野。

3. 鉴别

（1）粪便中常有红细胞、粒细胞、巨噬细胞和上皮细胞等,应注意与植物细胞、植物纤维区别,必要时用瑞特染色鉴别。要注意观察有无肌纤维、结缔组织、弹力纤维、淀粉颗粒、脂肪小滴、结晶等病理成分。

（2）粪便中可见的寄生虫和虫卵有:①线虫:蛔虫卵、钩虫卵、鞭虫卵、蛲虫卵。②吸虫:华枝睾吸虫卵、血吸虫卵、姜片虫卵。③绦虫妊娠节片或虫卵。④原虫:阿米巴原虫滋养体及包囊

体、隐孢子虫及包囊体、鞭毛虫和纤毛虫及包囊体、肠滴虫。要注意虫卵与植物细胞的区别。如疑似包囊，应滴加碘液或其他染色液染色，在高倍镜下仔细鉴别，如不能确定者应取粪便做浓缩法检查。

（3）细菌鉴定可用革兰染色后油镜检查，但确诊仍需通过细菌培养。

三、粪便隐血试验

（一）邻联甲苯胺法

【实验目的】

掌握粪便邻联甲苯胺法隐血试验的原理、方法和注意事项。

【实验原理】

血红蛋白中的亚铁血红素有类似过氧化物酶的活性，能催化过氧化氢分解释放新生态氧，将受体邻联甲苯胺氧化成邻甲偶氮苯而显蓝色。

【实验材料】

1. 器材　竹签、消毒棉签（滤纸或白瓷板）。

2. 试剂

（1）10g/L 邻联甲苯胺冰乙酸溶液：取邻联甲苯胺 1g，溶于冰乙酸及无水乙醇各 50ml 的混合液中，置棕色瓶内，保存于 4℃ 冰箱，可用 2~12 个月，若变色则失效。

（2）3% 过氧化氢。

3. 标本　新鲜粪便。

【实验步骤】

1. 制备涂片　用竹签挑取少许粪便涂于消毒棉签（滤纸或白瓷板）上。

2. 滴加试剂　滴加 10g/L 邻联甲苯胺冰乙酸溶液及 3% 过氧化氢各 1~2 滴于棉签（滤纸或白瓷板）标本上。

3. 结果判断与报告方式　见表 5-3。

表 5-3　粪便隐血试验结果判断（邻联甲苯胺法）

结果判断标准	报告方式
加入试剂后 2 分钟仍不显色	阴性
加入试剂后 2 分钟内显蓝色	阳性
加入试剂 10 秒后显浅蓝色渐变蓝色	1+
加入试剂后显浅蓝褐色，且逐渐加深	2+
加入试剂后立即显蓝褐色	3+
加入试剂后立即显蓝黑褐色	4+

【参考区间】

阴性。

【注意事项】

1. 试剂　①邻联甲苯胺：有潜在致癌风险，因此使用过程中应避免与皮肤接触。②3% 过氧化氢：不稳定，需新鲜配制。检测时应设阴、阳性对照。

2. 假阳性、假阴性

（1）以下几种情况容易出现假阳性：①服用铁剂、铋剂或铁污染。②食用动物血。③口腔有出血。④服用含过氧化物酶的药物或食物。

（2）以下几种情况容易出现假阴性：①反应时间不足，尤其温度低时。②粪便中存在抑制过氧化物酶的物质。③粪便留取时间较长,血红蛋白被细胞分解。

（二）单克隆抗体胶体金法

【实验目的】

掌握单克隆抗体胶体金检测法隐血试验的原理、方法和注意事项。

【实验原理】

特制的乙酸纤维膜上含均匀分布的胶体金标记的羊抗人 Hb 单克隆抗体和胶体金标记鼠 IgG,膜的上端由上至下依次包被羊抗鼠 IgG 抗体和羊抗人 Hb 多抗。检测时,试纸条浸入被检的稀释粪便液中,粪便悬液通过层析的作用,沿着试纸条上行,如粪便中含有 Hb,在上行过程中与胶体金标记羊抗人 Hb 单克隆抗体结合,待行至羊抗人 Hb 多抗体线时,形成金标记的抗人 Hb 单抗-粪 Hb-羊抗人 Hb 多抗复合物,在纸条上显现一条紫红色线,即为隐血试验阳性;试带上金标记鼠 IgG 随粪便悬液上行至羊抗鼠 IgG 处时,与之结合形成另一条紫红色线,为阴性对照线(试剂质控线),即隐血试验阳性时试带出现 2 条紫红色线,如果只显现 1 条紫红色线为隐血试验阴性,试带无紫红色线出现即说明已失效。

【实验材料】

1. 器材　试管、载玻片。

2. 试剂　商品试剂盒、蒸馏水。

3. 标本　新鲜粪便。

【实验步骤】

1. 制备粪便悬液　取洁净干燥的小试管加入 0.5ml 蒸馏水(或载玻片 1 张,滴加 2~3 滴蒸馏水),取粪便 10~50mg,调成均匀混悬液。

2. 浸试带　将试纸条的反应端浸入粪便混悬液中,5 分钟内观察纸条上有无颜色变化。

3. 结果判断与报告　见表5-4。

表5-4　单克隆抗体胶体金法粪便隐血试验结果判断

结果判断标准	报告方式
反应线和质控线同时呈现紫红色	阳性
只有质控线呈现紫红色	阴性
反应线与质控线均不呈色	试带失效

【参考区间】

阴性。

【注意事项】

1. 试剂　①不同厂家试剂盒方法有差异,操作与结果判断应以所用试剂盒的说明书为准。②试纸条如在冰箱保存应在检查前恢复室温,待准备工作做好后方可打开,以避免试纸条受潮。③有效期内使用。

2. 标本　①标本收集容器避免血迹污染。②标本应新鲜,以防时间过长,血红蛋白被细菌分解而导致假阴性。

3. 假阴性　以下几种情况容易出现假阴性:①部分上消化道出血患者因血红蛋白经过肠道消化酶降解变性,降低了免疫原性。②出血过多,抗原过剩而出现后带现象时。③粪便留取时间较长,血红蛋白被细菌分解。④金标试纸渗透性差,粪液渗透不良。

（刘　怡）

实验二 精 液 检 查

一、精液一般性状检查

【实验目的】

掌握精液一般性状检查的方法和内容。

【实验材料】

1. 器材　37℃温箱,计时器,Pasteur滴管(5ml),刻度试管,玻璃棒,吸管(1ml),精密pH试纸(pH 5.5～9.0)或pH计。

2. 标本　新鲜精液。

【实验步骤】

1. 观察外观　取刚排出的精液,肉眼观察其颜色与透明度,并记录。

2. 记录液化时间　将新采集的全部精液放在容器内,立即将其置于37℃温箱中,每5分钟检查一次,直至精液由胶冻状转为流动状液体,记录此过程的时间即为液化时间。

3. 判断黏稠度

(1) 滴管法:用Pasteur滴管吸入液化精液,让精液依靠重力滴落,观察拉丝的长度。

(2) 玻璃棒法:用玻璃棒挑起液化精液,观察有无拉丝及拉丝长度。

4. 测定精液量　待精液液化后,用刻度试管测定全部液化精液的体积。

5. 测定酸碱度　取液化精液1滴,于精密pH试纸上均匀展开30秒,浸湿区域的颜色应均匀一致,与标准带比较读取并记录pH。或用pH计测试液化精液的pH。

6. 报告方式

(1) 颜色及透明度:颜色以灰白色、乳白色、淡黄色、黄色、棕色、鲜红色或暗红色等报告。透明度以透明、半透明或不透明报告。

(2) 液化时间:XX分钟。不液化或未完全液化标本,报告中注明"60分钟未完全液化"或"60分钟未液化"。

(3) 黏稠度:精液拉丝长度Xcm。

(4) 精液量:X. Xml。

(5) 酸碱度:pH X. X。

【参考区间】

1. 颜色与透明度　灰白色或乳白色,半透明。

2. 液化时间　<60分钟。

3. 黏稠度　拉丝长度<2cm,呈水样,滴管法测定时,精液形成不连续小滴。

4. 精液量　一次排精量1.5～6ml。

5. pH　7.2～8.0。

【注意事项】

1. 待检者准备　检查前应向待检者解释精液标本采集方法、禁欲时间(2～7天)。

2. 标本　收集一次射出的全部精液于干净容器内,采样后30分钟内保温(20～37℃)送检。

3. 保温　观察标本液化时间时应注意保温。

4. 精液pH　随放置时间延长而下降,故应在射精后1小时内完成测定。

二、精子活动率、存活率和活动力检查

【实验目的】

掌握精子活动率、存活率、精子活动力的检查方法。

【实验材料】

1. 器材 载玻片、盖玻片、显微镜。

2. 试剂 5g/L 伊红 Y 染液:伊红 Y 5g,加生理盐水至 1000ml。

3. 标本 新鲜液化精液。

【实验步骤】

1. 计算精子活动率 取液化精液 1 滴于载玻片上,加盖玻片静置片刻,在高倍镜下观察 100 个精子,计数有尾部活动精子数,并计算其百分率。

2. 精子存活率

(1) 湿片法:在载玻片上加新鲜液化精液和 5g/L 伊红 Y 染液各 1 滴,混匀后加上盖玻片,放置 30 秒后在高倍镜下观察,计数 200 个精子中不着色精子(活精子)数量及着红色精子(死精子)数量,计算未着色精子(活精子)的百分率。

(2) 干片法:在载玻片上加新鲜液化精液和 5g/L 伊红 Y 染液各 1 滴,混匀,1 分钟后推成薄片,待自然干燥后在高倍镜下计数 200 个精子,计算未着色精子(活精子)的百分率。

3. 精子活动力 取液化精液 1 滴(约 10μl)于载玻片上,加盖玻片静置片刻,在高倍镜下连续观察至少 5 个视野,对 200 个精子进行分析。WHO 建议将精子活动力分为前向运动(PR)、非前向运动(NP)和无运动(IM)3 个级别。PR 级:精子运动积极,表现为直线或大圈运动,速度快;NP:运动缺乏活跃性;IM 级:没有运动。

4. 结果报告

(1) 精子活动率:XX%。

(2) 精子存活率:XX%。

(3) 精子活动力:X 级的精子 XX%。

【参考区间】

1. 精子活动率 在排精 30 ~ 60 分钟内,精子活动率为 80% ~ 90% ,至少 >60% 。

2. 精子存活率 ≥58% (伊红染色法)。

3. 精子活动力 总活动力(PR+NP)≥40% ,前向运动(PR)≥32% 。

【注意事项】

1. 标本采集 收集精液前应禁欲 2 ~ 7 天,禁止采用可能含有对精子有害物质的安全套法采集精液标本,以免影响其活动力测定。

2. 送检时间 应在排精后 30 分钟内送检。时间过长,精子活动率和活动力减低。

3. 注意保温 冬季送检和检查时应注意保温。温度过低,精子活动率、活动力下降。

4. 其他影响因素 细菌污染、长期禁欲、精液干涸等可致精子活动力降低。

三、精 子 计 数

【实验目的】

掌握精子计数的方法。

【实验原理】

碳酸氢钠可破坏精液的黏稠度,甲醛可固定精子。采用含这两种物质的精子稀释液稀释液化的精液标本,充入计数池内,在显微镜下计数一定范围内的精子数,再换算成每升精液中的精子数。

【实验材料】

1. 器材 刻度吸管、吸耳球、小试管、微量吸管、改良牛鲍计数板、盖玻片、绸布、乳胶吸头、干脱脂棉、显微镜。

2. 试剂 精子稀释液:碳酸氢钠 5g,40% 甲醛 1ml,加蒸馏水至 100ml,待完全溶解过滤后使用。

3. 标本　新鲜液化精液。

【实验步骤】

1. 稀释精液　在小试管内加精子稀释液 0.38ml,再加入混匀的液化精液 20μl,充分混匀。

2. 充池　取混匀后的稀释精液,充入改良牛鲍计数板计数池内,静置 3~5 分钟。

3. 计数　以精子头部作为基准进行计数。①如果中央大方格每个中方格内精子少于 10 个,计数中央大方格所有 25 个中方格内的精子数。②如果中央大方格每个中方格内精子在 10~40 个,则计数中央大方格其中 10 个中方格内的精子数。③如果中央大方格每个中方格内精子多于 40 个,则计数中央大方格四角和中央 5 个中方格内的精子数。

4. 计算

$$精子数/L = \frac{计数精子数}{计数的中方格数} \times 25 \times 10 \times 20 \times 10^6$$

式中:×25:换算成 1 个大方格内精子数;×10:由 0.1μl 精子数换算成 1μl 精子数;×20:精液的稀释倍数;×10^6:由 1μl 换算成 1L。

$$精子总数 = 精子数/L \times 精液量(ml) \times 10^{-3}$$

5. 报告方式　精子数:XX×10^9/L;精子总数:XX×10^6/1 次射精。

【参考区间】

精子计数 ≥15×10^9/L,精子总数 ≥39×10^6/1 次射精。

【注意事项】

1. 标本　收集精液前应禁欲 2~7 天;排精后 30 分钟内送检,冬季注意保温。精液标本检查时必须完全液化,吸取精液前必须彻底混匀标本。

2. 计数　计数时以头部为基准,应计数完整结构的精子(有头和尾),有缺陷的精子(无头或尾)不计数在内,若数量多时则应分开计数并记录。

3. 检查次数　精子数量变异较大,较准确的计数应在 2~3 个月内分别取 3 次或更多次的精液标本检查。出现一次异常结果,应隔 1 周后复查,反复检查 2~3 次方能得出比较正确的结果。

4. 离心检查　如常规检查未发现精子,应以 2000r/min 的转速离心 15 分钟后取沉淀物检查,若仍未见精子,则报告"无精子"。

5. 计数原则　计数池方格内的压线精子计数原则同白细胞显微镜计数。

6. 生物安全

(1) 精液内可能含有各种病原生物,应按潜在生物危害物质处理,标本的采集、运送、检查及处理等过程要符合实验室生物安全原则,注意个人生物安全防护。

(2) 对实验后剩余标本和所用器械,应按照《临床实验室废物处理原则》(WS/T/249—2005)的方法处理。

四、精子形态检查

【实验目的】

掌握精子形态及其检查方法。

【实验原理】

将液化精液涂片后,经过染色,油镜下观察 200 个精子,报告形态正常和异常的精子百分率。

【实验材料】

1. 器材　载玻片、镜油、显微镜。

2. 试剂 95%乙醇、乙醚,瑞-吉复合染液或改良巴氏染液。

3. 标本 新鲜液化精液。

【实验步骤】

1. 制片 取液化精液1滴于载玻片上,采用压拉抹片法或推片法制片,自然干燥。

2. 固定 用等量95%乙醇和乙醚的混合液固定5～15分钟。

3. 染色 瑞-吉复合染色或改良巴氏染色。精子头部顶体染成淡蓝色,顶体后区域染成深蓝色,中段染成淡红色,尾部染成蓝色或淡红色,细胞质小滴位于头部后面或中段周围,巴氏染色染成绿色。

4. 观察结果 油镜下计数200个精子,观察精子形态,报告形态正常和异常精子的百分率。

5. 结果判断 精子正常和异常形态见图5-1。

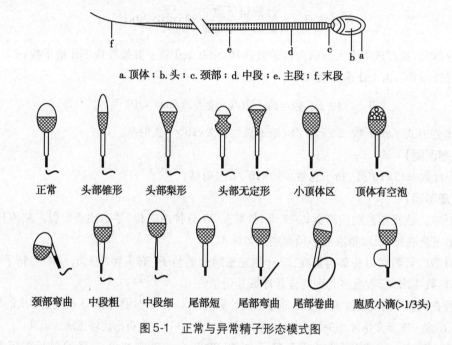

a.顶体；b.头；c.颈部；d.中段；e.主段；f.末段

图5-1 正常与异常精子形态模式图

（1）正常精子形态:精子头部的形状呈椭圆形,巴氏染色精子头部长4.0～5.0μm,宽2.5～3.5μm,长宽之比应在1.50～1.75,顶体的界限清晰,占头部的40%～70%;中段细,宽度<1μm,约为头部长度的1.5倍,且在轴线上紧贴头部,细胞质小滴应小于正常头部大小的一半;尾部直且均一,较中段细,非卷曲,长约45μm。

（2）常见的异常精子形态:①头部缺陷:大头、小头、锥形头、梨形头、圆头、无定形头、有空泡头、顶体过小头、双头等。②颈段和中段缺陷:颈部弯曲、中段非对称接在头部、粗的或不规则中段、异常细的中段等。③尾部缺陷:短尾、多尾、发卡形尾、尾部断裂、尾部弯曲、尾部宽度不规则、尾部卷曲等。

【参考区间】

①正常精子形态>4%(《WHO人类精液检查与处理实验室手册》第5版)。②正常形态精子≥30%(《全国临床检验操作规程》第3版)。

【注意事项】

1. 制备涂片 如果精子数>10×10⁹/L,可直接涂片检查;如果精子数<10×10⁹/L,则应将精液以2000r/min的转速离心10分钟后,取沉淀物涂片检查。

2. 显微镜观察 观察精子形态的同时要注意有无红细胞、白细胞、上皮细胞和肿瘤细胞等。注意观察有无未成熟的生殖细胞,如发现未成熟的生殖细胞,应计数200个生殖细胞(包括精子),计算未成熟生殖细胞的百分率。

3. 异形精子 当形态异常的精子有多种缺陷同时存在时,应先记录头部缺陷,其次为体部缺陷,最后为尾部缺陷。脱落或游离的精子头作为异常形态计数,游离尾不计数。衰老的精子体部可膨大、卷尾,不宜计入异形精子。

4. 瑞-吉复合染色 用液化精液直接推片,背景不清晰,染色效果较差。制片前,应取液化精液 2000r/min 离心 10 分钟,沉淀物用等渗盐水洗涤 3 次,然后取沉渣涂片,自然干燥后染色则精子着色效果较佳。

实验三 前列腺液检查

一、前列腺液一般性状检查

【实验目的】
掌握前列腺液一般性状检查的内容和方法。

【实验材料】
1. 器材 载玻片、pH 试纸。
2. 标本 新鲜前列腺液。

【实验步骤】
1. 观察外观 取新鲜前列腺液 1 滴于载玻片上,肉眼观察其颜色和性状,并记录。

2. 测定酸碱度 用 pH 试纸测试前列腺液的酸碱度,并记录其 pH。

3. 报告方式
(1) 外观:颜色以乳白色、黄色或红色等报告;性状以稀薄、混浊、黏稠或脓性黏稠等报告。

(2) 酸碱度:pH X. X。

【参考区间】
稀薄,呈淡乳白色;pH 6. 3 ~ 6. 5。

【注意事项】
1. 标本采集 采集标本前 3 天内禁止性生活,采集标本时应弃去流出的第 1 滴前列腺液。前列腺急性感染时,原则上禁止按摩前列腺。

2. 及时送检和检验 采集标本后应立即送检,收到标本后应立即检验,以免标本干涸。

二、前列腺液显微镜检查

【实验目的】
掌握前列腺液显微镜检查的内容与方法。

【实验材料】
1. 器材 载玻片、盖玻片、显微镜。

2. 试剂
(1) 乙醚乙醇固定液:乙醚 49. 5ml、95% 乙醇 49. 5ml 和冰乙酸 1ml 混匀,备用。

(2) 瑞-吉复合染液或革兰染液等。

3. 标本 新鲜前列腺液。

【实验步骤】
1. 直接涂片法
(1) 制备涂片:取新鲜前列腺液 1 滴于载玻片上,加盖玻片。

(2) 显微镜观察:高倍镜下观察 10 个视野内的磷脂酰胆碱小体、淀粉样小体、前列腺颗粒细胞、白细胞、红细胞、上皮细胞、精子、真菌、滴虫和结石等有形成分的种类、数量和分布情况,并记录。

2. 涂片染色法

(1) 制备和固定涂片:常规制备前列腺液薄涂片,干燥后置于乙醚乙醇固定液中固定10分钟,自然干燥。

(2) 染色:根据检查目的进行不同的染色。

(3) 显微镜观察:高倍镜下观察各种细胞成分及其形态变化(特别是肿瘤细胞),并记录。

3. 结果判断

(1) 磷脂酰胆碱小体判断标准:①(1+):磷脂酰胆碱小体平均占高倍镜视野1/4。②(2+):磷脂酰胆碱小体平均占高倍镜视野1/2。③(3+):磷脂酰胆碱小体平均占高倍镜视野3/4。④(4+):高倍镜下磷脂酰胆碱小体均匀布,满视野。

(2) 细胞:按"尿液细胞"判断标准进行判断。

4. 报告方式 ①磷脂酰胆碱小体:量,分布情况。②白细胞:X/HP。③红细胞:X/HP。④前列腺颗粒细胞:X/HP。

【参考区间】

①磷脂酰胆碱小体:多量,均匀分布满视野。②白细胞:<10/HP。③红细胞:<5/HP。④前列腺颗粒细胞:≤1/HP。

【注意事项】

1. 涂片 应均匀,厚薄适宜。

2. 镜检 先用低倍镜观察全片,再用高倍镜确认。

3. 及时送检和检验 采集标本后应立即送检,收到标本后应立即检验,以免标本干涸。

4. 生物安全 同精液检查要求。

(石青峰)

实验四 阴道分泌物检查

一、阴道分泌物一般性状检查

【实验目的】

掌握阴道分泌物一般性状检查的内容及操作方法。

【实验材料】

1. 器材 消毒棉拭子、pH试纸。

2. 标本 新鲜阴道分泌物。

【实验步骤】

1. 观察外观 用消毒棉拭子沾取阴道分泌物,肉眼仔细观察棉拭子上阴道分泌物的颜色和性状。

2. 测定酸碱度 用pH试纸检测阴道分泌物的酸碱度,并记录。

3. 报告方式

(1) 颜色:以无色、白色、黄色、黄绿色或红色等报告。

(2) 性状:以透明黏性、脓性、血性、豆腐渣样、水样或奶酪状等报告。

(3) 酸碱度:pH X. X。

【参考区间】

无色或淡乳白色,稀糊状。受卵巢功能影响,临近排卵期,稀薄似蛋清状;排卵2~3天后,呈混浊黏稠状。育龄妇女 pH 4.0~4.5,幼女及绝经后妇女雌激素水平低,pH 可达 7 左右。

二、阴道分泌物显微镜检查

【实验目的】

掌握阴道分泌物显微镜检查的内容及操作方法。

【实验材料】

1. 器材　消毒棉拭子、载玻片、盖玻片、显微镜。

2. 试剂

(1) 生理盐水。

(2) 2.5mol/L KOH 溶液:KOH 14g 溶于 100ml 蒸馏水中。

(3) 革兰染液、瑞-吉复合染液。

3. 标本　新鲜阴道分泌物。

【实验步骤】

1. 湿片法

(1) 制备涂片:于载玻片上滴加生理盐水 1 滴,取阴道分泌物与之混合制成涂片,加盖玻片。

(2) 阴道清洁度检查:先用低倍镜观察后,再用高倍镜观察涂片,根据上皮细胞、白细胞(或脓细胞)、杆菌、球菌的多少,判断阴道清洁度。阴道清洁度判断标准及临床意义,见表5-5。

表5-5　阴道清洁度判断标准及临床意义

清洁度	上皮细胞	白(脓)细胞(个/HP)	杆菌	球菌	临床意义
I	满视野	<5	多量	–	正常
II	1/2 视野	5~15	中等量	少量	正常
III	少	16~30	少量	多量	提示炎症
IV	–	>30	–	大量	严重阴道炎

(3) 阴道毛滴虫(*Trichomonas vaginals*,TV)检查:在高倍镜下观察有无阴道毛滴虫(图5-2)。

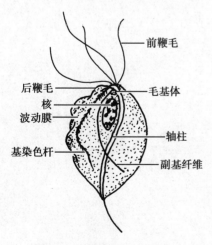

图5-2　阴道毛滴虫示意图

- 前鞭毛
- 后鞭毛
- 核
- 波动膜
- 基染色杆
- 毛基体
- 轴柱
- 副基纤维

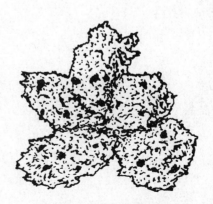

图5-3　线索细胞示意图

(4) 真菌检查:在阴道分泌物涂片上滴加2.5mol/L KOH 溶液 1 滴,混匀后加盖玻片。先用低倍镜观察,如发现有菌丝样物或孢子,再用高倍镜确认是否为真菌。

（5）线索细胞:高倍镜下观察有无线索细胞(图5-3)。

（6）胺试验:于阴道分泌物上加2.5mol/L KOH溶液1滴,若有鱼腥样气味为阳性;若无鱼腥样气味为阴性。

（7）报告方式:阴道清洁度:X级;有无阴道毛滴虫、真菌及线索细胞;胺试验阳性或阴性。

2. 涂片染色法

（1）制片、染色:取阴道分泌物涂片,自然干燥后,经革兰染色或瑞-吉复合染色。

（2）显微镜检查:低倍镜下观察全片染色情况,再用油镜观察阴道鳞状上皮细胞、中性粒细胞等细胞染色情况、形态变化特点及数量,并检查有无致病菌,如真菌、加德纳菌及淋病奈瑟菌等。

（3）报告方式:有无特殊细胞和致病菌。

【参考区间】

清洁度Ⅰ～Ⅱ度,无滴虫,不见真菌、线索细胞,胺试验阴性。

【注意事项】

1. 标本 采集前24小时内禁止性交、阴道灌洗、局部用药及盆浴等。月经期不宜进行阴道分泌物检测,以免影响结果。

2. 器材、试剂 所用试管、玻片必须洁净;pH试纸、生理盐水等须在有效期内且无污染;消毒棉拭子必须干燥清洁,不带有任何化学物质或润滑剂,且使用前要检查包装是否密封完好。

3. 取材 根据检查目的不同可于不同部位取材,一般采用干棉拭子采集阴道或阴道后穹隆、宫颈口等部位的分泌物。

4. 送检 阴道清洁度检查时,标本必须新鲜,防止污染。阴道毛滴虫最适pH为5.5～6.0,适宜温度为25～42℃,离体短时间内活动力强,易于观察,冬季应注意保温。

5. 检查方法 可采用生理盐水悬滴法检查滴虫,用低速离心浓集法检查真菌,以提高阳性检出率。

6. 生物危害 阴道分泌物标本及已使用过的棉拭子、pH试纸、玻片等应视为潜在生物危害物质,必须按照《临床实验室废物处理原则》(WS/T/249—2005)的方法进行无害化焚烧处理。

（徐 倩）

第六章

其他体液检验

实验一　脑脊液检查

一、脑脊液一般性状检查

【实验目的】

掌握脑脊液一般性状检查的内容、操作方法和注意事项。

【实验材料】

1. 器材　小玻璃试管。

2. 标本　新鲜脑脊液。

【实验步骤】

1. 肉眼观察

（1）颜色：自然光下肉眼观察脑脊液的颜色。

（2）透明度：在黑色背景下肉眼观察脑脊液的透明度。

（3）凝块或薄膜：轻轻倾斜试管,肉眼仔细观察脑脊液有无凝块或薄膜。

2. 报告方式

（1）颜色：分别以无色、红色、暗红色、黄色、乳白色（米汤样）、绿色、褐色、灰色或黑色等报告。

（2）透明度：分别以清晰透明、微混、混浊等报告。

（3）凝块或薄膜：分别以无凝块、有凝块、有薄膜等报告。

【参考区间】

无色或淡黄色、清晰透明、无凝块、无沉淀,放置 12～24 小时后不形成薄膜。

【注意事项】

1. 标本　①用 3 支无菌试管收集标本,每管 1～2ml,第 1 管用于细菌培养,第 2 管用于化学和免疫学检查,第 3 管用于一般性状和显微镜检查,细胞计数应避免标本凝固。②采集标本后应立即送检,及时检查。③标本久置可致细胞破坏,影响细胞计数及分类检查,亦可致葡萄糖含量降低,病原菌破坏或溶解。

2. 操作

（1）颜色和透明度：对颜色和透明度改变不明显的标本,应在灯光下衬以黑色背景仔细观察。

（2）凝块或薄膜：疑为化脓性脑膜炎,可将脑脊液在常温下放置 1～2 小时,再观察脑脊液表面有无薄膜、凝块和沉淀;疑为结核性脑膜炎时,标本应在 2～4℃环境中静置 12～24 小时,再观察脑脊液表面有无薄膜或纤细凝块形成。

3. 生物安全　同精液检查要求。

二、脑脊液显微镜检查

（一）细胞计数

【实验目的】

掌握脑脊液显微镜检查的内容、操作方法和注意事项。

【实验材料】

1. 器材　试管、试管架、吸管、吸耳球、微量吸管、乳胶吸头、脱脂棉、改良牛鲍计数板、载玻片、推片、显微镜、离心机。

2. 试剂　生理盐水或红细胞稀释液、冰乙酸、白细胞稀释液、瑞特或瑞-吉复合染液。

3. 标本　新鲜脑脊液。

【实验步骤】

1. 细胞总数计数

（1）直接计数法：适用于清晰透明或微混、细胞总数不高的脑脊液标本。

1）充池：将标本混匀，用微量吸管吸取脑脊液，直接充入改良牛鲍计数板的上、下2个计数池内，静置2~3分钟。

2）计数：低倍镜下计数2个计数池四角及中央共10个大方格内的细胞总数。

3）计算：细胞数/L=10个大方格内的细胞总数×10^6/L。

4）报告方式：脑脊液细胞总数：XX×10^6/L。

（2）稀释计数法：适用于混浊、细胞较多的脑脊液标本。

1）稀释：根据脑脊液混浊程度、细胞多少，用生理盐水或红细胞稀释液对标本进行一定倍数的稀释。

2）充池：用微量吸管吸取混匀后的稀释脑脊液，充入改良牛鲍计数板的1个计数池，静置2~3分钟。

3）计数：低倍镜下计数四角4个大方格内的细胞数总数。

4）计算：细胞数/L=$\dfrac{4 个大方格内的细胞总数}{4}$×10×稀释倍数×10^6/L。

5）报告方式：脑脊液细胞总数：XX×10^6/L。

2. 白细胞计数

（1）直接计数法：适用于白细胞总数不高，微混、非血性的脑脊液标本。

1）破坏红细胞：在小试管内加入1~2滴冰乙酸，转动试管，使试管内壁沾附冰乙酸后甩去，滴加混匀的脑脊液3~4滴，混匀，静置2~3分钟，待红细胞破坏。

2）充池：用微量吸管吸取混匀处理后的脑脊液，充入改良牛鲍计数板的上、下2个计数池，静置2~3分钟。

3）计数：低倍镜下计数2个计数池内四角及中央共10个大方格的白细胞总数。

4）计算：白细胞数/L=10个大方格内的白细胞总数×10^6。

5）报告方式：脑脊液白细胞数：XX×10^6/L。

（2）稀释计数法：适用于白细胞较多，混浊或血性的脑脊液标本。

1）稀释：根据标本混浊程度不同，用白细胞稀释液对标本进行一定倍数的稀释，混匀，放置数分钟，破坏红细胞。

2）充池：用微量吸管吸取混匀后的稀释脑脊液，充入改良牛鲍计数板的1个计数池，静置2~3分钟。

3）计数：低倍镜下计数四角4个大方格内的白细胞数总数。

4）计算：白细胞数/L=$\dfrac{4\ 个大方格内的白细胞总数}{4}$×10×稀释倍数×$10^6$。

5）报告方式：脑脊液白细胞数：XX×10^6/L。

3. 白细胞分类计数

（1）直接分类法

1）高倍镜分类计数：白细胞计数后，换高倍镜，直接在高倍镜下根据细胞核的形态分别计数多个核细胞（粒细胞系）和单个核细胞（淋巴细胞、单核细胞和间皮细胞），至少计数 100 个有核细胞。

2）报告方式：脑脊液细胞分类：多个核细胞：XX%；单个核细胞：XX%。

（2）染色分类法：适用于细胞形态异常或数量过多，不易区分细胞形态的标本。

1）离心：将脑脊液以 1500r/min 的转速离心 5 分钟。

2）制备涂片：取沉淀物 2 滴，加正常血清 1 滴，推片制成均匀薄膜，置室温或 37℃ 温箱内待干。

3）染色：瑞特或瑞-吉复合染色。

4）油镜分类计数：油镜下至少分类计数 100 个有核细胞。

5）报告方式：与外周血白细胞分类计数相同。

【参考区间】

1. 细胞总数计数　正常人脑脊液无红细胞，仅有少量白细胞。

2. 白细胞计数　①成人：$(0\sim8)\times10^6$/L。②儿童：$(0\sim15)\times10^6$/L。③新生儿：$(0\sim30)\times10^6$/L。

3. 白细胞分类计数

（1）直接分类法：多为单个核细胞，以淋巴细胞及单核细胞为主，两者之比约为 7∶3，偶见内皮细胞。

（2）染色分类法：①成人：淋巴细胞 40%～80%，单核细胞 15%～45%，中性粒细胞 0～6%。②新生儿：淋巴细胞 5%～35%，单核细胞 50%～90%，中性粒细胞 0～8%。

【注意事项】

1. 细胞计数　应在标本采集后 1 小时内完成，以免细胞变形、破坏或脑脊液凝固影响计数结果。如遇高球蛋白标本时，可用 EDTA 盐抗凝。

2. 细胞总数计数　标本在充池前要充分混匀，充池应符合要求；计数时，应注意白细胞、红细胞与新型隐球菌的区别。新型隐球菌不溶于冰乙酸，加优质墨汁后可见不着色的荚膜；白细胞加酸后细胞核形态更加明显，红细胞加酸后溶解。

3. 白细胞直接计数　也可用微量吸管先吸取冰乙酸，然后弃去，再吸取混匀的脑脊液，直接充入计数池；直接计数时试管或吸管中的冰乙酸应尽量甩干，以免标本稀释，使结果偏低。

4. 血性标本　为除去因出血而引起的白细胞数偏高，可用下式进行校正：

$$校正后脑脊液\ WBC=校正前脑脊液\ WBC-\dfrac{脑脊液\ RBC\ 数}{外周血\ RBC\ 数}\times外周血\ WBC\ 数$$

5. 细胞分类

（1）若标本陈旧、细胞变形时，白细胞直接分类误差较大，应改用涂片染色分类法计数；标本离心时速度不宜过快；涂片固定时间不宜过长，更不能用火焰高温固定，以免细胞皱缩，使分类计数困难。

（2）若细胞总数少于 100 个，则直接写出单个核细胞和多个核细胞相应的具体数字；染色分类时，如见内皮细胞、室管膜细胞，应计入分类百分比中；若见到分类不明的细胞，则应在报告中加以描述，如可见脑膜白血病或肿瘤细胞。

6. 计数板消毒　改良牛鲍计数板用后,应用75%乙醇浸泡消毒60分钟。忌用苯酚消毒,以免损坏计数池的划线。

（二）病原生物涂片染色检查

【实验目的】

熟悉脑脊液病原生物检查的内容、方法及常见病原生物的形态特点。

【实验材料】

1. 器材　离心机、滴管、载玻片、盖玻片、显微镜。

2. 试剂　革兰染液、抗酸染液、印度墨汁。

3. 标本　新鲜脑脊液。

【实验步骤】

1. 革兰染色

（1）离心:取脑脊液,以 2000r/min 的转速离心 15 分钟。

（2）制备涂片:取沉淀物涂片,置室温或37℃温箱内待干。

（3）固定:将已干燥的涂片经火焰固定。

（4）染色:革兰染色。

（5）显微镜检查:先用低倍镜观察涂片制备、染色情况,再用油镜观察是否有可疑细菌存在及细胞内外细菌的形态特征。

（6）报告方式:脑脊液革兰染色:找到革兰阴性球菌、革兰阳性球菌、革兰阴性杆菌、真菌等,并描述其存在的部位(细胞内或细胞外)及其形态特征;或未找到细菌、真菌。

2. 抗酸染色

（1）静置:将脑脊液标本静置 24 小时。

（2）制备涂片:取液面薄膜涂片,置室温或37℃烘干固定。

（3）染色:抗酸染色。

（4）显微镜检查:先用低倍镜观察涂片制备、染色情况,再用油镜仔细观察是否有抗酸阳性杆菌存在。

（5）报告方式:脑脊液抗酸染色:找到或未找到抗酸阳性杆菌。

3. 墨汁染色

（1）离心:将脑脊液以 2000r/min 的转速离心 15 分钟。

（2）制片染色:取沉淀物,置于载玻片上,加印度墨汁 1 滴,混合,加盖玻片。

（3）显微镜检查:先用低倍镜观察涂片制备、染色情况,如发现在黑色背景中有圆形透光小点,中间有一细胞大小圆形物质,即转用高倍镜仔细观察结构,新型隐球菌直径 5 ~ 20μm,可见明显的厚荚膜及出芽的球形孢子。

（4）报告方式:脑脊液墨汁染色:找到或未找到隐球菌。

【参考区间】

无细菌、无抗酸杆菌、无新型隐球菌。

【注意事项】

1. 标本　脑膜炎奈瑟菌细菌培养时,标本采集后应立即送检或37℃保温送检或床边接种;怀疑为结核性脑膜炎,先将标本静置 24 小时,再取表层液面薄膜涂片染色,以提高抗酸杆菌的检出率。

2. 试剂　宜采用优质、细腻的印度墨汁,且使用前应过滤。

3. 操作

（1）革兰染色:报告时应描述细胞内外细菌类型及形态。

（2）抗酸染色:阳性率较低,可将涂片增至 4 张,阳性率可达80%以上。

（3）墨汁染色：每次检查时应用墨汁水滴作空白对照，以防墨汁污染，新型隐球菌患者约有50%阳性率；加盖玻片时，避免产生气泡，并注意厚膜孢子与小气泡的区别。

4. 其他 见实验"脑脊液一般性状和细胞显微镜检查"注意事项。

三、脑脊液蛋白质定性检查

【实验目的】

掌握脑脊液 Pandy 定性试验原理、操作方法和注意事项。

【实验原理】

脑脊液中的球蛋白与苯酚结合，形成不溶性蛋白盐而产生白色混浊或沉淀。

【实验材料】

1. 器材 小玻璃试管、刻度吸管、滴管。

2. 试剂 饱和苯酚溶液：取纯苯酚 10ml，加蒸馏水至 100ml，充分混匀，置于 37℃ 温箱中数小时，见底层有苯酚析出，上层即为饱和溶液，避光保存。

3. 标本 新鲜脑脊液。

【实验步骤】

1. 加试剂 取小玻璃试管 1 支，加入饱和苯酚溶液 2ml。

2. 加标本 用滴管取脑脊液，垂直滴入小试管 1~2 滴。

3. 观察结果 在日光灯下，衬以黑色背景，立即用肉眼观察有无白色混浊或沉淀以及混浊或沉淀程度。再轻轻混匀，继续观察。

4. 判断结果 根据混浊或沉淀程度判断结果：①（−）：清晰透明。②（±）：呈微白雾状，在黑色背景下才能看到。③（1+）：灰白色云雾状。④（2+）：白色混浊。⑤（3+）：白色浓絮状沉淀。⑥（4+）：白色凝块。

5. 报告方式 脑脊液蛋白质定性试验（Pandy 试验）：阴性（−）、弱阳性（±）或阳性（1+~4+）。

【参考区间】

阴性或弱阳性。

【注意事项】

1. 标本 标本混浊或穿刺时混入血液成分如血清蛋白、红细胞，可引起假阳性，须离心沉淀，取上清液进行检查，同时报告结果时应注明穿刺出血。

2. 器材 试管应洁净，质地均匀，透明度好，否则易出现假阳性结果；为了便于观察试验结果，可选择小口径的玻璃试管（直径一般为 12mm）。

3. 试剂 苯酚不纯可引起假阳性；当环境温度在 10℃ 以下时，应将苯酚保存在 37℃ 温箱中，否则饱和度降低，导致假阴性。

4. 操作 加入标本后应立即在黑色背景下观察结果。可在正常脑脊液中或者配制与正常脑脊液成分基本相似的基础液中加入不同量的球蛋白，作为阳性对照。

实验二 浆膜腔积液检查

一、浆膜腔积液一般性状检查

【实验目的】

掌握浆膜腔积液一般性状检查内容、方法和注意事项。

【实验材料】

1. 器材 量筒、折射计或比重计、比重筒、一次性滴管。

2. 标本 新鲜浆膜腔积液。

【实验步骤】

1. 总量 用量筒测定积液的总量。

2. 颜色 肉眼观察积液的颜色,以灰白色、乳白色、淡黄色、黄色、棕色、鲜红色或暗红色等报告。

3. 透明度 在黑色背景下肉眼观察积液的透明度,分别以清晰透明、微混、混浊等报告。

4. 凝块形成 倾斜试管,肉眼观察有无凝块形成,分别以无凝块、有凝块报告。

5. 比重

(1)折射仪法:在测量玻璃板上加 1 滴标本,放下平板压在标本上,使两块玻璃板平行。手持仪器,面对光源,目镜下观察,读取明暗场交界线处的比重值。

(2)比重计法:斜持比重筒,将积液沿管壁缓缓倒入至可将比重计浮起为度,将比重计轻轻放入并加以捻转,使其竖直悬浮在积液中,读取积液凹面的比重刻度,以 1.0XX 方式报告。

【参考区间】

1. 外观 淡黄色,清晰透明,无凝块。

2. 比重 漏出液<1.015;渗出液>1.018。

【注意事项】

1. 标本 标本采集后应立即送检,及时检查,以防止细胞变形、出现凝块或细菌破坏溶解等。

2. 操作

(1)观察颜色和透明度:最好在自然光下观察颜色,观察透明度应衬以黑色背景为宜,光线明亮,混匀后观察。

(2)折射计使用前应先用蒸馏水或标准溶液调零,使用时玻璃板上避免产生气泡,如有气泡需重新操作,使用后忌用水清洗,以避免水渗入镜筒,损伤仪器。比重计使用后,应先用清水冲洗,后浸泡于消毒液中消毒,再用清水冲洗并浸泡,以避免蛋白质凝固在比重计上,影响准确性。

3. 生物安全 同精液检查。

二、浆膜腔积液显微镜检查

【实验目的】

掌握浆膜腔积液显微镜检查的内容和方法。

【实验材料】

1. 器材 试管、试管架、吸管、微量吸管、乳胶吸头、吸耳球、干脱脂棉、改良牛鲍计数板、盖玻片、绸布、载玻片、推片、显微镜、离心机。

2. 试剂 生理盐水或红细胞稀释液、白细胞稀释液、冰乙酸、瑞特或瑞-吉复合染液。

3. 标本 新鲜浆膜腔穿刺液。

【实验步骤】

1. 有核细胞计数

(1)直接计数法:适用于清晰透明或微混的标本。

1)破坏红细胞:在小试管内加入冰乙酸 1~2 滴,转动试管,使试管内壁沾有乙酸后尽量甩干,滴加混匀的积液 3~4 滴,混匀,静置 2~3 分钟,使红细胞被破坏。

2)充池:用微量吸管吸取处理后的混匀积液,充入改良牛鲍计数板的上下 2 个计数池,静置 2~3 分钟。

3)计数:低倍镜下计数 2 个计数池内四角及中央共 10 个大方格内的有核细胞数。

4）计算:有核细胞数/L＝10 个大方格内的有核细胞数×10^6。

5）报告方式:有核细胞数:XX×10^6/L。

（2）稀释计数法:适用于混浊的积液标本。

1）稀释:根据标本混浊程度不同,用白细胞稀释液对标本进行一定倍数的稀释,混匀,放置数分钟,破坏红细胞。

2）充池:用微量吸管吸取稀释后的混匀积液,充入改良牛鲍计数板的 1 个计数池内,静置 2～3 分钟。

3）计数:低倍镜下计数四角和中央共 5 个大方格内的有核细胞数。

4）计算:有核细胞数/L＝5 个大方格内的细胞总数×2×稀释倍数×10^6。

5）报告方式:有核细胞数:XX×10^6/L。

2. 有核细胞分类计数

（1）直接分类法

1）高倍镜分类计数:有核细胞计数后,换高倍镜直接根据细胞核的形态分别计数多个核细胞（粒细胞）和单个核细胞（淋巴细胞、单核细胞和间皮细胞）,至少应计数 100 个有核细胞。

2）报告方式:浆膜腔积液细胞分类:多个核细胞:XX%;单个核细胞:XX%。

（2）染色分类法

1）离心:将积液以 1500r/min 的转速离心 5 分钟。

2）制备涂片:取沉淀物推片制成均匀薄片,置室温或 37℃温箱内干燥。

3）染色:经瑞特或瑞-吉复合染色。

4）油镜分类计数:油镜下分类计数至少 100 个有核细胞。

5）报告方式:一般可见到淋巴细胞、中性粒细胞、嗜酸性粒细胞和间皮细胞,报告方式与外周血白细胞分类计数方式相同。

【参考区间】

有核细胞计数:漏出液<100×10^6/L;渗出液>500×10^6/L。

【注意事项】

1. 标本　标本采集后应立即送检,及时检查。如标本久置可致细胞破坏,影响细胞计数及分类结果。

2. 操作

（1）有核细胞计数标本在充池前要充分混匀。

（2）直接计数时试管或吸管中的冰乙酸要尽量除去,否则结果偏低。

（3）注意有核细胞计数应包括间皮细胞。

（4）染色分类计数过程中,如发现间皮细胞和不能分类的异常细胞应另外描述。

三、浆膜腔积液黏蛋白定性试验

【实验目的】

掌握浆膜腔积液黏蛋白定性试验（Rivalta 试验）的原理、操作方法和注意事项。

【实验原理】

浆膜间皮细胞受炎症刺激分泌黏蛋白,该蛋白是一种酸性糖蛋白,在酸性条件下可产生白色混浊或沉淀,即 Rivalta 反应。

【实验材料】

1. 器材　100ml 量筒、滴管。

2. 试剂　冰乙酸、蒸馏水。

3. 标本　新鲜浆膜腔积液。

【实验步骤】

1. 准备试剂　在100ml量筒中加冰乙酸2~3滴,再加入约100ml蒸馏水,混匀。

2. 加标本　用滴管吸取积液,靠近量筒稀酸液面垂直逐滴滴入其中。

3. 观察结果　立即在黑色背景下肉眼观察有无白色云雾状沉淀生成及其下降程度。

4. 结果判断

(1) 阴性:清晰,不出现白色沉淀或沉淀不明显,并很快消失。

(2) 阳性:出现白色云雾状沉淀并下降至底部。①(±):渐呈白雾状。②(1+):呈白色雾状。③(2+):呈白色薄云状。④(3+):白色浓云状。

5. 报告方式　黏蛋白定性试验:阴性、可疑(±)或阳性(1+~3+)。

【参考区间】

漏出液:阴性;渗出液:阳性。

【注意事项】

1. 标本　积液中混有血细胞易出现阳性结果,因此,血性积液需经离心沉淀后,用上清液进行检查。

2. 器材　量筒、滴管须洁净。

3. 操作

(1) 试剂准备:最好先加冰乙酸再加蒸馏水,以便充分混匀,否则容易产生假阴性;加蒸馏水要足量,冰乙酸量不宜过多。

(2) 加标本:悬空、垂直加入标本,标本不要滴在筒壁上。

(3) 结果观察:加入标本后应立即在黑色背景下观察结果,混浊中途扩散消失者为阴性。

（徐　倩）

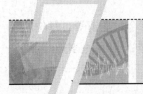

第七章

脱落细胞学及细针吸取细胞学检验

实验一 细胞学标本制备与固定技术

【实验目的】

掌握临床常见细胞学标本的制备及固定方法。

【实验材料】

1. 器材 载玻片、平皿、染色架、刮匙、试管（10ml、50ml）、棉签、离心机、移液器、移液管、玻璃染色缸、吸水纸。

2. 试剂 固定液：包括95%乙醇或乙醚-乙醇固定液（95%乙醇49.5ml，乙醚49.5ml，冰乙酸1ml）。

3. 标本 痰液、胸（腹）水、子宫颈黏液标本。

【实验步骤】

1. 痰液标本的制备及固定

（1）挑取标本：用两把特制的刮匙，挑取血性或灰白色的痰块涂于载玻片上。

（2）制片：用另一张清洁载玻片压在痰液上，然后向一侧抽拉上面的载玻片，在载玻片上留下较均匀的痰液涂片。

（3）固定：将涂片置于染色架上，于95%乙醇固定液中固定15分钟。

2. 胸（腹）水标本的制备及固定

（1）离心：将标本置于10ml离心管中，以相对离心力600g离心10分钟。

（2）处理沉淀物：离心后缓慢弃去上清液，至80°左右保持30秒，另一手持棉签吸去残液，沉渣量应少于0.1ml。

（3）制片：将管底沉淀细胞轻轻混匀，使其沿管壁缓慢滴于载玻片偏右侧端，也可用滴管吸取沉淀物。用推片与载玻片形成30°夹角推制成薄膜。

（4）固定：将涂片置于染色架上，于95%乙醇固定液中固定15分钟。

3. 子宫颈黏液标本的制备及固定

（1）制片：用竹棉签将宫颈黏液由载玻片中心经顺时针向外转卷涂抹；或从载玻片一端开始平行涂抹，涂抹要均匀，不宜重复。

（2）固定：将涂片置于染色架上，于固定液中固定15分钟。

【注意事项】

1. 标本 要新鲜，取材后应尽快制片。

2. 涂片 动作要轻柔，避免挤压造成细胞损伤。涂片应均匀，薄厚应适宜。太薄细胞过少，太厚细胞重叠，均影响阳性检出率。

3. 载玻片 要清洁、光滑、无油渍，新载玻片应先用稀盐酸浸泡，清水冲洗后烤干备用。

4. 涂片 含有蛋白质的标本可直接涂片；对缺乏蛋白质的标本，涂片前应先在玻片上涂一薄层黏附剂,以使薄膜牢固。常用的黏附剂有蛋白甘油(甘油和蛋清等量混合)、血清等。每位患者的标本至少应制备3~5张涂片,以提高阳性检出率。制备好的涂片应编号,以防张冠李戴。

实验二　细胞学涂片染色技术

一、巴　氏　染　色

【实验目的】

熟悉巴氏(Papanicolaou)染色的原理、方法及注意事项。

【实验原理】

核酸等电点为pH 1.5~2.0,当pH>2.0时,核酸带有负电荷,可与染液中带正电荷的碱性染料氧化苏木素矾结合,染成蓝紫色。天然苏木素着色力很弱,需经氧化汞氧化后才具有染色性。但苏木素呈弱酸性,其等电点为pH 6.5,阳离子电荷不强,需再与含铝的金属媒染剂(铵明矾、钾明矾或铁明矾)结合后,形成带有强大正电荷的氧化苏木素矾,才更具有亲和力,与核酸牢固结合。染液中的伊红、亮绿、橘黄G^6为酸性染料,俾斯麦棕为碱性染料,分别能与细胞质中带相反电荷的蛋白质结合而染出不同颜色的鲜艳结构。在染液中加入少量的磷钨酸,调整pH为5.2左右,可增加对细胞质的着色力。

由于染细胞核的苏木素为水溶液,染细胞质的染料均为乙醇溶液,故染细胞核时应先进行加水处理,染胞质时需先进行脱水处理。

【实验材料】

1. 器材　玻璃染色缸。

2. 试剂

(1)赫氏(Harris)苏木素染液:①成分:苏木素1g,无水乙醇10ml,硫酸铵铝(硫酸钾铝)20g,黄色氧化汞0.5g,蒸馏水200ml。②配制方法:先将苏木素1g溶于10ml无水乙醇中,另将铝明矾或铵明矾置于1000ml大烧杯中,加蒸馏水200ml,加温溶解。加热到90℃时,加入苏木素乙醇溶液,加热至沸腾,迅速脱离火焰,缓慢加入氧化汞0.5g,不断搅拌,继续加热,使溶液呈深紫红色为止,立即放入水中冷却,过滤后放棕色瓶内保存。使用时将该染液加入等量蒸馏水,并加入冰乙酸2ml,以稳定苏木素,抗过度氧化。

(2)橘黄G^6染液:取橘黄G^6 0.5g,溶于5ml蒸馏水中,再加入无水乙醇95ml混匀,然后加入磷钨酸0.015g,过滤后备用。

(3)EA^{36}和EA^{65}染液:此染液由亮绿、俾斯麦棕和伊红3种染料组成。配制时先各称取0.5g分别溶于5ml蒸馏水中,溶解后分别加入无水乙醇95ml,混匀过滤,分别保存于棕色瓶内。使用时按表7-1配制。

表7-1　EA^{36}和EA^{65}染液的配制

试剂	EA^{36}	EA^{65}
5g/L亮绿95%乙醇液	45ml	9ml
5g/L俾斯麦棕95%乙醇液	10ml	10ml
5g/L伊红95%乙醇液	45ml	45ml
95%乙醇		26ml
磷钨酸	0.2g	0.2g
碳酸锂饱和液	1滴	适量

（4）稀碳酸锂溶液：于 100ml 蒸馏水中加饱和碳酸锂 1 滴。

（5）0.5% 稀盐酸溶液。

（6）95%、80%、70%、50% 不同浓度的乙醇溶液。

3. 标本　口腔黏膜刮取物涂片。

【实验步骤】

1. 加水　将固定的涂片依次置于 80%、70%、50% 乙醇溶液和蒸馏水中各 1 分钟取出。

2. 染核　将加水后的涂片置苏木素染液中染色 5～10 分钟，取出后用水冲洗两次。

3. 分色　将涂片浸入稀盐酸中分色 2 次，每次 3～5 秒，然后立即用水冲洗，使涂片转为浅红色。再将涂片置稀碳酸锂溶液中蓝化细胞核 1 分钟，使涂片转为灰蓝色。

4. 脱水　将涂片分别置于 50%、70%、80% 和 95% 乙醇各 1 分钟。

5. 染胞质　将涂片置橘黄 G^6 染液中染色 2～5 分钟，取出，经 95% 乙醇冲洗 2 次后，置 EA^{36} 或 EA^{65} 染液中染色 2～5 分钟，再用 95% 乙醇冲洗 2 次。

6. 脱水透明　将涂片置无水乙醇中 2 次，然后置二甲苯中透明 2 分钟。

7. 封片　取出涂片加液状石蜡 1 滴，加盖玻片后于显微镜下观察。或用中性光学树胶封片，贴上标签，可长期保存。

8. 染色结果　细胞核染成深蓝紫色或紫红色；根据细胞的种类和分化程度不同，上皮细胞胞质可染成不同的颜色，底层细胞染蓝绿色，中层细胞染蓝色，表层角化前细胞染淡蓝色，角化细胞染浅红色或浅黄色；柱状上皮细胞胞质常染淡蓝色。

【注意事项】

1. 苏木素染液　冷藏可长期保存。放置后表面有一层金属光泽的染料膜，用时需过滤。

2. 染细胞核的时间　可根据苏木素染液新旧程度和室温的变化作适当调整，室温低时可适当延长时间。

3. 稀盐酸分色的目的　除去细胞吸附过多的苏木素，分色的时间不宜过长，动作要快，取出后应立即水洗、蓝化，以防细胞核染色过浅。

4. 稀碳酸锂　需每天更换。

二、苏木素-伊红染色

【实验目的】

熟悉苏木素-伊红（H-E）染色的原理、方法及注意事项。

【实验原理】

同巴氏染色，只是单用伊红染细胞质，将细胞质染红色。

【实验材料】

1. 器材　同巴氏染色。

2. 试剂

（1）苏木素染液：同巴氏染色。

（2）伊红染液：取伊红 Y 0.5g 溶于 100ml 蒸馏水，再加 0.5ml 冰乙酸，用玻璃棒搅拌成泡沫状，将泡沫吸至另一容器内，直到全部打成泡沫状分出。待泡沫全部形成溶液后，每 25ml 加 95% 乙醇 75ml，混匀即可。

（3）其他试剂同巴氏染色。

3. 标本　口腔黏膜刮取物涂片。

【实验步骤】

1. 固定、加水、染核、分色、蓝化　同巴氏染色。

2. 染胞质　置伊红染液中 2～4 分钟，流水冲洗 3～5 分钟。

3. 脱水　依次用80%、95%乙醇及无水乙醇脱水各1分钟。

4. 封片　用二甲苯透明后,中性树胶封片。

5. 染色结果　细胞核呈紫蓝色,细胞质呈玫瑰红色,红细胞呈淡朱红色。

【注意事项】

1. 细胞核染色　其注意事项同巴氏染色。

2. 伊红染液　着色力强,染色时间不宜太长。脱水时应将吸附过多的伊红染液脱去。

实验三　细胞学涂片观察和结果报告

【实验目的】

熟悉细胞学涂片观察和结果报告方法。

【实验原理】

经固定、染色、封片后的标本,用显微镜观察细胞形态,并结合患者的临床表现,采用描述性报告、分级报告或者TBS报告等方式报告检查结果。

【实验材料】

1. 器材　显微镜。

2. 标本　女性生殖道脱落细胞教学标本片。

【实验步骤】

1. 涂片观察

(1) 核对:认真核对涂片编号,了解送检申请单上填写的全部信息(患者姓名、年龄、标本采集时间、标本来源、临床诊断及宫颈标本中末次月经时间、治疗或活检结果等)。

(2) 观察:将标本片置于显微镜载物台上,用低倍镜采用上下垂直的方式仔细观察全片,了解全片的基本特点与背景。发现可疑细胞时,再转高倍镜或油镜观察细胞核、细胞质及细胞群的变化。对可疑细胞、典型细胞等,在低倍镜下用记号笔圆点状标记,以便在会诊、比较、复查、讨论或教学时查找。

2. 结果报告

(1) 报告单填写:包括患者姓名、年龄、标本的种类、标本接收时间、报告时间、细胞学诊断、送检医师、检验医师等。

(2) 细胞学诊断的报告方式:①直接报告:可根据细胞学形态,结合临床资料,直接提出疾病的诊断意见,多用于有特异性细胞学特征,且又较容易确诊的疾病。②巴氏五级分类报告:Ⅰ级:涂片中未见异常细胞或不正常细胞(基本正常)。Ⅱ级:涂片内见异常细胞但均为良性;Ⅱa级:有轻度核异质细胞,变形细胞等;Ⅱb级:有中或重度核异质细胞,属于癌前期病变,需定期复查。Ⅲ:有可疑癌(恶性)细胞,形态明显异常,难以肯定良、恶性,需复查。Ⅳ:有癌细胞,但不够典型或数量极少,需进一步证实。Ⅴ:有癌细胞,形态典型且数量较多,如有可能可区分组织学分型。③TBS系统描述性诊断报告:a. 无上皮内病变或恶性病变:应描述有无微生物(滴虫、真菌、细菌、单纯疱疹病毒)感染,反应性细胞改变(与炎症有关的反应性细胞改变、萎缩、宫内节育器反应性细胞改变、与放疗有关的反应性细胞改变)。b. 鳞状上皮细胞异常:非典型鳞状上皮细胞:包括意义不明确的不典型鳞状上皮细胞(ASU-US)和不排除高度鳞状上皮内病变的非典型鳞状上皮细胞(ASC-H);低度鳞状上皮内病变(LSIL):包括人乳头瘤病毒(HPV)感染和轻度非典型增生的细胞(CN1)改变;高度鳞状上皮细胞内病变(HSIL):相当于CN2、CN3或中、重度非典型增生及原位癌的细胞改变;鳞状上皮细胞癌。c. 腺上皮细胞异常:非典型腺细胞,性质未定,但非炎症所致,应标明来源;非典型腺细胞,倾向肿瘤,应明确是不是来自宫颈管,其余不能确定来源;腺癌:分为子宫颈管型及子宫内膜型。d. 来源于子宫外的各种肿瘤。

【注意事项】

1. 显微镜观察 应以低倍镜观察为主,当发现异常细胞时,再用高倍镜或油镜仔细观察。观察时应按一定顺序,严格视野移动规律,不遗漏观察全片。

2. 结果报告 一定要结合临床资料客观报告,对细胞学诊断阳性或发现异常细胞的病例要定时随访。

实验四 脱落细胞涂片检查

【实验目的】

熟悉各类脱落细胞学标本中正常上皮细胞和恶性细胞的形态。

【实验原理】

采用临床教学标本片,在显微镜下识别正常细胞及恶性细胞。

【实验材料】

1. 器材 显微镜。

2. 标本 女性生殖道、下呼吸道及浆膜腔积液细胞学标本。

【实验步骤】

1. 低倍镜观察 用低倍镜采用上下垂直方式观察浏览全片,判断细胞组成、固定、染色等信息。

2. 高倍镜或油镜观察 用高倍镜或油镜仔细观察细胞的形态,并进行鉴别。对异形细胞做标记。

3. 女性生殖道脱落细胞学涂片观察内容 ①正常细胞:鳞状上皮的表层、中层、底层细胞,子宫颈黏膜细胞和子宫内膜细胞,各类良性病变的上皮细胞。②核异质细胞:不典型鳞状上皮细胞、低度鳞状上皮细胞病变、高度鳞状上皮细胞病变、不典型鳞状上皮细胞。③恶性细胞:鳞癌、腺癌、未分化癌细胞。

4. 下呼吸道脱落细胞涂片观察内容 ①正常细胞:鳞状上皮的表层、中层、底层细胞,纤毛柱状上皮细胞、黏液柱状上皮细胞和巨噬细胞,各类良性病变的上皮细胞。②恶性细胞:鳞癌、腺癌、未分化癌细胞。

5. 浆膜腔积液脱落细胞涂片观察内容 ①良性细胞:间皮细胞、巨噬细胞、多核巨细胞、红细胞、淋巴细胞、嗜酸性粒细胞等。②恶性细胞:恶性间皮瘤细胞和转移性肿瘤细胞如腺癌、鳞癌、未分化癌等。

6. 结果报告 采用巴氏五级分类法、TBS分类法或描述性报告。

【注意事项】

1. 涂片背景 女性生殖道脱落细胞学检查应注意观察涂片背景,一般发现肿瘤细胞的涂片,背景较"脏",可见红细胞、白细胞和坏死细胞等。

2. 细胞鉴别 ①浆膜腔积液脱落细胞检查应注意鉴别退变间皮细胞与癌细胞。②下呼吸道脱落细胞学检查应注意鉴别乳头状增生细胞与支气管腺癌细胞、基底层增生细胞与小型癌细胞、肺泡巨噬细胞核异常与癌细胞等。

（张家忠）

参考文献

1. 龚道元. 临床检验基础实验指导. 北京:人民卫生出版社,2010.
2. 吴晓蔓. 临床检验基础实验指导. 第4版. 北京:人民卫生出版社,2011.
3. 叶应妩,王毓三,申子瑜. 全国临床检验操作规程. 第3版. 南京:东南大学出版社,2006.
4. 熊立凡,刘成玉. 临床检验基础. 第4版. 北京:人民卫生出版社,2007.
5. 刘成玉,罗春丽. 临床检验基础. 第5版. 北京:人民卫生出版社,2012.
6. 临床实验室废物处理原则(WS/T/249—2005). 北京:人民军医出版社,2005.
7. 府伟灵. 临床检验学实用技术与新进展. 北京:人民军医出版社,2005.
8. 王兰兰. 医学检验项目选择与临床应用. 北京:人民卫生出版社,2010.
9. 何俊瑛. 临床脑脊液细胞学诊断. 石家庄:河北科学技术出版社,2007.